SYMPTOMES SPASMODIQUES

ET

CONTRACTURES PERMANENTES

DANS LA PARALYSIE GÉNÉRALE

PAR

Le Docteur Marc TRÉNEL

Interne des asiles de la Seine

———— ▶◀ ————

PARIS

G. STEINHEIL, ÉDITEUR

2, RUE CASIMIR-DELAVIGNE, 2

1894

SYMPTOMES SPASMODIQUES

ET

CONTRACTURES PERMANENTES DANS LA PARALYSIE GÉNÉRALE

IMPRIMERIE LEMALE ET C¹ᵉ, HAVRE

SYMPTOMES SPASMODIQUES

ET

CONTRACTURES PERMANENTES

DANS LA PARALYSIE GÉNÉRALE

PAR

Le Docteur Marc TRÉNEL

Interne des asiles de la Seine

PARIS

G. STEINHEIL, ÉDITEUR

2, RUE CASIMIR-DELAVIGNE, 2

1894

SYMPTOMES SPASMODIQUES

ET

CONTRACTURES PERMANENTES DANS LA PARALYSIE GÉNÉRALE

AVANT-PROPOS

Ayant eu l'occasion d'observer cette année dans le service de notre maître M. Briand, médecin en chef de l'asile de Villejuif, un assez grand nombre de paralytiques, nous avons pensé qu'il y aurait intérêt à réunir les observations éparses çà et là d'une complication assez rare, en somme, de la paralysie générale, complication que nous avons rencontrée trois fois dans le cours de cette année : nous voulons dire les contractures chez les paralytiques généraux.

Quoique les contractures des paralytiques généraux aient été décrites par Bayle et ses contemporains, l'attention ne nous paraît guère, après eux, avoir été attirée en France sur les faits de ce genre, tandis qu'en Allemagne les observations en sont encore assez nombreuses.

Obligé par les circonstances de présenter notre thèse plus tôt que nous le pensions, nous ne pouvons guère faire ici qu'une sorte de revue générale de la question, surtout au point de vue clinique. Nous donnerons plusieurs observations personnelles. Mais nous serons plus bref sur l'anatomie pathologique, n'ayant pu jusqu'ici utiliser les pièces recueillies dans les autopsies encore trop récentes.

Quelque imparfait que soit ce travail, nous n'en prions pas moins notre excellent maître M. Briand d'en accepter l'hommage, en reconnaissance des excellents conseils qu'il nous a prodigués et de l'amitié qu'il a bien voulu nous témoigner pendant l'année que nous avons passée dans son service, séjour que nous avons été heureux de pouvoir prolonger. M. Vallon, médecin en chef de l'asile de Villejuif, a bien voulu nous autoriser à publier deux observations recueillies dans son service, nous l'en remercions vivement. Nous prierons aussi nos maîtres dans les hôpitaux d'accepter nos remerciements et l'expression de notre reconnaissance.

Les années que nous avons passées dans les services de MM. Championnière, Rendu, Ribemont-Dessaignes et Gouguenheim nous ont laissé les meilleurs souvenirs. M. le professeur Pinard nous permettra de dire ici combien nous nous regardons comme son obligé. M. Jalaguier, chirurgien des hôpitaux, nous a accueilli comme interne provisoire avec une amitié dont nous ne saurions trop le remercier. M. Weill, médecin en chef de l'hôpital de Rothschild, sait combien nous lui sommes attaché. Nous croirions manquer à notre devoir en n'adressant pas ici à M. le Dr Reliquet l'expression de la profonde reconnaissance que nous lui avons vouée. Enfin, si ce n'était trop d'ambition, nous voudrions faire de ce modeste essai un hommage à l'illustre mémoire du professeur Charcot, dont nous avons eu le bonheur d'être l'externe. Que M. le professeur Joffroy accepte nos remerciements d'avoir bien voulu nous accorder la faveur de présider notre thèse.

CHAPITRE PREMIER

Historique.

Faire l'historique de la question des symptômes spasmodiques dans la paralysie générale serait refaire l'histoire de cette maladie tout entière. Nous nous bornerons ici aux faits ayant trait aux contractures qui se développent dans le cours de la paralysie. L'histoire en est d'ailleurs contemporaine de la découverte de la paralysie générale, et Bayle avait bien noté dans ses premières descriptions les états spasmodiques chez les paralytiques; les contractures, en particulier, ont attiré son attention, et nous donnerons plus loin la première observation de ce genre qui existe dans la littérature. Il nous semble intéressant, à une époque où les travaux français nous reviennent si souvent par l'étranger, de rapporter la description clinique si parfaite que l'illustre aliéniste a donnée des contractures dès 1826 (1).

« Les contractures sont des flexions spasmodiques permanentes qui occupent un ou plusieurs membres à la fois. La cuisse peut être fléchie sur le bassin, la jambe sur la cuisse, l'avant-bras sur le bras, la main sur l'avant-bras, etc..., en formant des angles plus ou moins aigus. Lorsqu'on fait des efforts pour étendre ces parties, on y parvient avec beaucoup de peine, et l'on fait éprouver au malade des douleurs très vives. Quelquefois il est tout à fait impossible de les étendre. En appliquant la main sur la peau, on sent les muscles fléchisseurs qui sont raides et tendus. Il n'est pas rare que la tête soit elle-même le siège de ces contractures : elle présente alors une flexion très forte en avant ou sur le côté.

« Les contractures avec rigidité surviennent ordinairement pendant la troisième période de la maladie et durent le plus souvent jusqu'à la mort.

(1) BAYLE. *Traité des maladies du cerveau et de ses membranes*, 1826, p. 522.

« Les extensions tétaniques sont des phénomènes entièrement semblables aux contractures, à l'exception que la contraction spasmodique porte sur les extenseurs, au lieu d'affecter les fléchisseurs. Elles peuvent, comme elles, atteindre plusieurs membres à la fois, un seul membre ou une seule partie d'un même membre. Elles occupent quelquefois tout le système musculaire et simulent entièrement le véritable tétanos. Le corps est alors raide et tendu, et en le prenant par les pieds ou par la tête, on l'élève tout d'une pièce, comme si c'était un corps solide continu.

« Plusieurs ou même tous les phénomènes spasmodiques dont nous venons de parler peuvent exister en même temps. Aussi il n'est pas rare de voir le même malade avoir des grincements de dents, des convulsions dans un des côtés du corps, le membre supérieur du côté opposé fléchi spasmodiquement et le membre inférieur raide et étendu. D'autres fois, la tête et les membres supérieurs éprouvent des tremblements, tandis que les membres inférieurs sont dans un état de rigidité et d'immobilité complètes.

« On remarque assez souvent aussi une flexion du bras et de l'avantbras, de la cuisse et de la jambe, accompagnée d'une extension de la main et du pied. »

Ces faits n'avaient pas non plus échappé à Calmeil, et dans son ouvrage sur *la Paralysie considérée chez les aliénés* (1826), il en cite plusieurs observations que nous résumerons.

Pendant de longues années, ce sont surtout sur les symptômes psychiques de la paralysie générale qu'ont porté les recherches.

Il ne nous a pas paru que Baillarger se soit préoccupé des paralytiques spasmodiques.

L'attention commençait bien à être sérieusement attirée sur l'origine spinale de certains phénomènes de la paralysie, origine d'ailleurs mise en doute par quelques auteurs qui, comme Simon (Sur l'état de la moelle dans la paralysie générale. *Archiv für Psychiatrie*, 1868), combattaient les idées de Westphal, quoique, à la suite des travaux de ce dernier et de ses élèves, de ceux de Baillarger, de Magnan, de Hayem, en France, les faits positifs se fussent accumulés. Mais les auteurs étudiaient surtout les symptômes tabétiques de la paralysie générale, et la coexistence de cette affection et du tabes.

Pour la question spéciale qui nous occupe ici, abstraction faite des recherches de Magnan, des observations de Charcot, de Variot, de Westphal, de Schüle, etc., sur la coexistence de la sclérose en plaques et de la paralysie générale de l'observation de Dejerine, il faut arriver à l'article de Zacher (*Archiv für Psychiatrie*, 1884), avant de trouver un travail d'ensemble sur les contractures.

Cependant Voisin, en 1879, dans son Traité, avait donné une observation de rétraction musculaire chez une paralytique, et signalait le fait comme exceptionnel.

Foville, dans son article du *Dictionnaire de médecine et de chirurgie pratiques* (1878), en parle, mais d'une façon toute secondaire, les confondant avec les autres phénomènes spasmodiques. Christian, Ritti et Onimus (articles : Paralysie générale et Contractures, du *Dictionnaire encyclopédique des sciences médicales*), Krafft-Ebing (*Lehrbuch der Psychiatrie*) les citent à peine. Mendel, dans sa monographie (*Die progressive Paralyse der Irren*, Berlin, 1880), les décrit rapidement : il les considère comme d'origine soit myopathique, soit paralytique, ou bien comme d'origine cérébrale, quand elles sont consécutives aux attaques.

« Les contractures chez les paralytiques, dit-il, peuvent être de nature myopathique (myosite ossifiante). Elles peuvent être paralytiques, les antagonistes des muscles paralysés étant atteints de contractures ; ce raccourcissement devient peu à peu permanent, tandis que, au début, il se laissait corriger passivement. Cette forme de contracture est rare. Par contre, les contractures neuropathiques consécutives aux paralysies liées aux attaques épileptiformes ou apoplectiformes ne sont pas rares : le bras se fléchit à 90° au niveau du coude et ne se laisse étendre qu'à grand'peine, les doigts restent en extension, la cuisse se fléchit sur le bassin et la jambe sur la cuisse, et l'extension est impossible dans les cas avancés. Il faut alors songer à une dégénération descendante des faisceaux pyramidaux d'origine corticale ou centrale. »

Schüle indique la possibilité des contractures. Ball, dans ses *Leçons*, ne fait allusion qu'aux attitudes rigides de la tête et du cou. Dans sa thèse, si complète d'ailleurs (*Des contractures*, thèse, Paris, 1888), Blocq se borne à citer sans commentaire une observation de Jubineau où il existait, en même temps qu'une sclérose des cordons latéraux, des lésions méningées, avec symptômes de

paralysie générale ; rappelons encore une revue générale de R ouil-
lard (1).

En Allemagne, depuis 1884, Zacher a donné à plusieurs reprises
des observations fort complètes de contractures, que nous ferons
connaître pour la plupart, eu égard au grand intérêt qu'elles présentent ; nous ferons aussi de fréquents emprunts à son article paru
dans les *Archives de Psychiatrie*, en 1884. Fürstner s'est aussi
occupé de la question.

Deux thèses françaises, celles de Sage (Lyon, 1884) et de Lecordonnier (Lille, 1889), contiennent quelques faits intéressants du même
genre. Dans la thèse récente de Renaud, faite à un autre point de vue
(Paris, 1893), nous trouvons aussi plusieurs observations de contractures dans le cours de la paralysie, observations provenant des différents asiles de la Seine. L'une d'entre elles, recueillie dans le service
de M. Briand, lui a été communiquée par nous. Nous n'avons pu
malheureusement compléter entièrement cette observation par un
examen microscopique.

Dans un article paru il y a quelques semaines (*Archives de médecine expérimentale*, janvier 1894), M. Klippel a donné une vue
d'ensemble sur les symptômes spinaux de la paralysie générale, et
cite deux observations de contractures, dont l'une forme le document
le plus important de la thèse de Renaud (obs. I).

Dans une leçon récente sur les formes spinales de la paralysie
générale, M. le professeur Joffroy montre la ressemblance des accidents spasmodiques de la paralysie générale, du tabes spasmodique
et de la sclérose en plaques (2).

Pour les contractures consécutives aux lésions en foyer dans le
cours de la paralysie générale, nous trouvons des observations disséminées ; seul Lissauer a donné un travail d'ensemble sur ces lésions
localisées.

(1) *Gaz. des hôp.*, 1888.
(2) *Journal de médecine et de chirurgie pratiques*, 10 avril 1894.

CHAPITRE II

Symptômes spasmodiques du début de la paralysie générale.

La plupart des paralytiques généraux, à une époque même peu avancée de la maladie, présentent des troubles de la marche et de la réflectivité musculaire plus ou moins accentués.

A côté de ceux chez qui les symptômes spinaux restent toujours peu accentués et de ceux qui entrent dans la paralysie par des symptômes tabétiques, il en est d'autres qui présentent un aspect bien caractéristique : la marche, d'abord simplement lourde, devient mal assurée, trainante ; ils vont les jambes écartées, le corps légèrement penché en avant ; ils se heurtent facilement aux obstacles qu'ils rencontrent, trébuchent, ne montent et ne descendent les escaliers qu'avec une certaine peine.

Cet ensemble est caractéristique, et l'on peut, avec Westphal, employer le terme de « démarche paralytique ». Il y a, dans tous les mouvements des paralytiques, un mélange de parésie et de raideur, exagérée encore par le tremblement et les contractions fibrillaires dont les muscles sont le siège. Cette maladresse est aussi remarquable dans les mouvements des mains que dans la marche ; et c'est même cette inaptitude précoce aux mouvements compliqués et délicats, évoluant parallèlement aux premiers troubles mentaux et à l'embarras de la parole, qui marque le début de la paralysie générale.

Une exagération variable, mais dans la majorité des cas très notable, des réflexes tendineux est un phénomène concomitant obligé ; ce peut n'être qu'un renforcement qui ne dépasse guère les limites de la normale, ce peut être une exagération considérable ; mais ce qu'il y a de plus frappant, c'est moins peut-être cette exagération même que la brusquerie avec laquelle se produit le phénomène du genou. Le même fait se réalise aux membres supérieurs et au niveau du masséter, autant qu'on peut en juger pour ce dernier. Le réflexe plantaire est en général vif.

Nous donnons, d'après la thèse de Renaud, les résultats statistiques obtenus par différents auteurs.

Rappelons pour mémoire le travail de Mühr, le premier en date (*Psychiatrisches Centralblatt*, 1878).

Shaw, au Congrès neurologique de Londres (1879), annonce les chiffres suivants :

Réflexe normal	35	fois.
» faible	8	»
» absent	14	»
» exagéré	25	»

M. Joffroy (*Archives de physiologie*) trouve :

Réflexe tendineux normal	2	fois.
» faible	2	»
» aboli	4	»

Claus (*Allgemeine Zeits. für Psychiatrie*) indique :

L'abolition	3 fois ;	15,7	p. 100.
La conservation	6 »	37,5	p. 100.
L'exagération	10 »	52,2	p. 100.

Goldschmidt trouve l'exagération dans un grand nombre de cas. Bianchi (*Archivi di psychiatria di Torino*, 1884) note :

15 exagérations.

2 abolitions.

9 conservations au début.

Cramp Beatley (*Brain*, 1885) a trouvé les proportions suivantes :

Réflexes conservés	11	fois.
» diminués	5	»
» abolis	18	»
» forts	3	»
» exagérés	18	»
» différents d'un côté à l'autre	5	»

Bettencourt-Rodriguez note dans sa thèse (Paris, 1885) :

L'exagération	43	fois.
L'abolition	11	»

Siemerling (*Charité Annalen*, 1884) indique, dans 151 cas :

La conservation.............................. 49 fois.
La diminution............................... 5 »
L'abolition.................................. 39 »
L'abolition unilatérale....................... 3 »
L'exagération............................... 55 »

Renaud trouve :

Rotule : exagération, 348 cas ; abolition, 68 ; conservation, 66.
Poignet : exagération, 331 cas ; abolition, 46 ; conservation, 102.
Coude : exagération, 338 ; abolition, 43 ; conservation, 101.

En résumé, l'exagération existe dans 73 p. 100 des cas ; l'abolition, dans 14 p. 100 en moyenne.

Dans une communication à la *Société médico-psychologique* (26 février 1894), M. Briand relate les résultats de recherches faites en collaboration avec notre collègue M. Antheaume et nous-même. Les chiffres obtenus sont :

Exagération............................. 65 p. 100.
Abolition.............................. 16 p. 100.
Conservation........................... 19 p. 100.

Ces résultats sont un peu plus faibles que les précédents ; mais nous n'avons tenu compte que des faits absolument indiscutables.

On le voit, l'exagération se rencontre dans un grand nombre de cas, de beaucoup le plus grand, d'après la statistique de M. Renaud, qui donne les chiffres les plus considérables. Cette exagération est à peu près égale aux membres supérieurs et inférieurs, avec une légère prédominance pour les réflexes rotuliens, assez peu importante en somme au point de vue des résultats généraux.

Toutes ces statistiques ont trait à l'exagération des réflexes considérée à toutes les périodes de la maladie en général. La proportion augmente quand on ne considère que la paralysie générale au début, et M. Renaud donne pour ses paralytiques à la première période 82 p. 100 d'exagération des réflexes. Le chiffre est peut-être plus élevé encore, et Fürstner est en droit de dire que l'exagération des réflexes est un symptôme aussi caractéristique de la paralysie générale au début que son abolition l'est du tabes.

L'augmentation du chiffre des abolitions des réflexes ne doit pas être, nous semble-t-il, pris un point de vue absolu. Ce chiffre brut, traduisant les résultats obtenus sur un grand nombre de malades chez lesquels la distinction des périodes n'est faite que d'une façon arbitraire, ne prouve rien. Il faudrait, pour avoir des données exactes, examiner les malades par année de maladies ; car, comme plusieurs auteurs l'ont remarqué depuis longtemps, la paralysie générale à symptômes spasmodiques, surtout quand ces symptômes sont très accentués, peut avoir une marche très rapide. Mettons en regard la lenteur avec laquelle évoluent le tabes devenu paralysie générale, et peut-être même, si l'on veut faire cette distinction, les paralysies générales à symptômes tabétiques, on comprendra l'augmentation toute relative du nombre des malades de ce genre. Il faut bien dire aussi que ces malades, relativement rares et dont l'affection est si discutée, sont conservés de préférence dans les services. Les chiffres s'élèveront d'autant et d'une façon très artificielle, si l'on ne tient compte dans les statistiques que des malades présents à un moment donné.

CHAPITRE III

Formes affectant l'aspect de la sclérose en plaques.

Dépassant la simple exagération des réflexes, les symptômes spasmodiques peuvent, à une époque rapprochée du début de l'affection, présenter le caractère de la sclérose en plaques ou de la paralysie spinale spasmodique.

Nous commencerons par décrire le syndrome sclérose en plaques, non point à cause de sa plus grande fréquence, mais parce qu'il nous semble être dans la paralysie générale une manifestation précoce de l'état spasmodique, cet aspect s'effaçant dans la suite pour faire place aux rigidités musculaires plus voisines de la paralysie spinale spasmodique et aux tremblements incoordonnés que nous aurons à décrire plus loin. Nous serons, il est vrai, obligé, çà et là, d'empiéter quelque peu sur le chapitre suivant, où nous étudierons ceux-ci, par suite de l'irrégularité que présentent souvent les différents symptômes physiques chez un même malade.

Chez un certain nombre de malades, cet état spasmodique s'exagère donc considérablement. Ils marchent d'une façon chancelante, raide, levant les pieds très peu au-dessus du sol, que parfois même ils frottent par la pointe; ils fléchissent à peine les genoux. Nous avons eu une malade qui présentait une sorte de tremblement épileptoïde très marqué qui la faisait vibrer sur ses jambes et rendait sa marche plus incertaine. Il se produisait particulièrement quand la malade se levait pour marcher, et atteignait presque l'intensité que l'on rencontre dans la sclérose en plaques.

La rigidité musculaire est aussi moins accentuée, moins invincible au début que dans la paralysie spasmodique, si l'on parvient à détourner l'attention du malade pendant que l'on essaye de produire des mouvements passifs. Il y a, en effet, comme il a été dit plus haut, un mélange de parésie et de spasmes qui donne à la démarche de ces paralytiques un caractère assez spécial.

Inutile de rappeler l'exagération constante des réflexes tendineux, l'existence possible du réflexe périostique et le tremblement épileptoïde. Ce dernier phénomène est d'ailleurs moins constant ici que dans les affections que nous citions plus haut, mais il offre les mêmes caractères et peut être produit par les mêmes procédés. Il peut n'exister que d'un seul côté, se localiser au seul membre examiné ou se transmettre au côté opposé. On rencontre aussi le clonus du genou. Souvent la réflectivité idio-musculaire est exagérée. Au repos et dans les mouvements actifs ou passifs, existe le tremblement fibrillaire plus ou moins intense et, de plus, des petites secousses musculaires, tantôt localisées à un petit nombre de faisceaux de fibres, tantôt plus généralisées et affectant la forme de véritables secousses cloniques. Les secousses peuvent être rares ou survenir par accès. Dans d'autres cas, elles peuvent persister des jours, des semaines et des mois sans aucune interruption. Nous avons observé un fait de ce genre, cette année, dans le service de M. Briand. A la suite d'attaques apoplectiformes, notre malade présenta des secousses dans tout le côté droit du corps, secousses absolument incessantes pendant plusieurs semaines. Après avoir atteint une haute intensité, elles diminuèrent peu à peu pour cesser complètement. Chez cette malade, les secousses persistèrent exactement pendant le mois d'août et de septembre 1893. Une hémiplégie avec contracture incomplète leur succéda.

Du côté des membres supérieurs, on observe des phénomènes du même genre : même raideur musculaire, même résistance aux mouvements passifs ; les mouvements actifs présentent une raideur analogue à celle qu'on observe dans la marche ; la maladresse des malades est alors bien plus visible encore. Le tremblement à petites oscillations et les secousses musculaires finissent par ne plus leur permettre de manger seuls.

Parfois les mouvements les plus simples, soit volontaires, soit commandés, par exemple : étendre la main, la porter sur la tête, etc... s'accompagnent d'une dépense de force exagérée, qui contraste avec l'affaiblissement réel de la force musculaire.

Dans une autre catégorie de cas, qui appartiennent sans conteste à la paralysie générale, où même la vérification anatomique a été faite, on observe le véritable tremblement intentionnel de la sclérose en plaques, sans que l'on trouve à l'autopsie de lésions qui ressemblent à celles de cette dernière affection. Une observation de Demange est des plus frappantes. Elle est intitulée : *Forme spéciale du tremblement de la paralysie générale simulant le tremblement de la sclérose en plaques.*

Obs. 1. — DEMANGE. *Revue médicale de l'Est*, 1881, p. 296 (Résumé). — Homme de 50 ans. Pas de syphilis. Quelques excès de boisson. En 1876, plaie de la main, qui guérit très difficilement. Quelques temps après, il remarque que sa main tremble ; le tremblement augmente, envahit le côté opposé (1877).

En 1879, on constate un *tremblement intentionnel très caractéristique, qui augmente quand la main approche du but.* La marche est raide, spasmodique, incertaine. Vacillement dans la station les yeux fermés. Pas de tremblement épileptoïde. Pas de tremblement de la tête, ni de nystagmus. Pupilles égales, immobiles. Atrophie papillaire droite ; tremblement de la langue et des muscles de la face ; la parole est scandée et lente. Apathie. Battements de cœur. Syncope.

En novembre 1880, accès de tremblements épileptiformes généralisés ; ce tremblement s'exagère au moindre attouchement. Fièvre. Mort en quelques jours.

AUTOPSIE. — On trouve des lésions de paralysie générale (adhérences de la pie-mère). Aucune trace de lésions de sclérose en plaques. Bien plus, l'examen microscopique ne révèle aucune lésion de la moelle.

Variot a observé un cas du même genre, beaucoup plus complexe encore au point de vue symptomatique et que nous croyons devoir rapporter dans son entier. Le malade présentait, dans le cours de sa paralysie générale, du tremblement intentionnel, du nystagmus, de l'épilepsie spinale, des douleurs fulgurantes. Il y avait du tremblement épileptoïde spontané, absolument semblable à celui de la sclérose en plaques. A un moment donné, on diagnostiqua même sclérose en plaques. On vit survenir de la contracture des membres du côté gauche, des attaques de mouvements choréiformes. Tous ces symptômes restèrent unilatéraux presque jusqu'au dernier jour. Les lésions observées à l'autopsie furent celles de la paralysie générale et de la myélite diffuse.

Obs. 2. — *Paralysie générale ayant présenté pendant la vie les symptômes d'une sclérose en plaques.* — VARIOT. *Encéphale*, 1881,

— 18 —

p. 260. — *Fausses couches. Surmenage. Douleurs fulgurantes unila-*
térales droites. Secousses convulsives de la jambe droite. Tremblement
intentionnel du bras droit. Embarras de la parole. Nystagmus. Iné-
galité pupillaire. Atrophie papillaire. Incontinence d'urine. Affaiblis-
sement intellectuel. Attaque épileptiforme. Mort.

AUTOPSIE. — *Adhérences méningées. Zones de sclérose dans les*
cordons latéraux et postérieur.

Il s'agit d'une femme de 57 ans, entrée, le 8 janvier 1880, dans le service de
M. Raynaud, à la Charité.

Cette malade paraît avoir joui d'une assez bonne santé jusque-là. Nous ne
relevons dans ses antécédents ni rhumatismes, ni syphilis, bien qu'elle ait
perdu quatre enfants mort-nés. Il y a trois ans, son mari tomba malade ; pendant
dix-sept mois consécutifs, elle le soigna assidûment, se fatigua, se surmena
même à cette époque. Elle ressentit un violent chagrin de sa perte. Six mois
après la mort de son mari, débute l'affection pour laquelle elle entre à l'hôpital.

Au mois de février 1879, en se baissant, elle éprouve une douleur très vive
dans les reins et dans les jambes ; elle garde le lit pendant quatre jours. Cinq
mois après, elle s'aperçoit, en s'appuyant sur la jambe gauche, que cette jambe
sautille. Ces sautillements involontaires s'accentuent davantage pendant la
marche. Vers le même temps commence le tremblement de la jambe ; la parole
s'embarrasse, se ralentit, devient chevrotante. Peu après, le bras gauche se met
à trembler.

Mais, ici, le tremblement n'arrive que pendant les mouvements volontaires ;
les mouvements sont saccadés ; elle ne peut, avec sa main gauche, porter un
verre à sa bouche sans renverser le liquide contenu.

Le 20 janvier 1880, son état est le suivant. On est frappé tout d'abord par les
troubles de la parole : elle s'exprime avec lenteur, articulant toutes les syllabes ;
si elle s'excite un peu, elle bredouille. Au reste, son caractère est assez irritable ;
sa mémoire a beaucoup diminué depuis quelque temps ; aussi ne peut-elle donner
que peu de renseignements.

On constate une légère inégalité pupillaire, un peu de nystagmus ; la vue a
baissé beaucoup, paraît-il, depuis quelques années ; un peu de sclérose papillaire
gauche. La langue, hors de la bouche, tremble un peu.

Les membres supérieurs et intérieurs sont au repos complet lorsqu'ils reposent
sur un plan. Si on lui fait étendre la main gauche et écarter les doigts, elle est
prise de mouvements saccadés qui gagnent l'avant-bras, et même le bras, si on
la fait rester un moment dans cette situation. Ces mouvements cessent dès
qu'elle laisse reposer la main sur le lit ; rien de pareil dans le bras droit.

Les membres inférieurs sont également en état complet de repos lorsqu'ils
sont étendus sur le lit. Mais dès que la malade vient à soulever sa jambe gauche,
elle est en proie à des secousses dont la violence va croissant et ne tarde pas
à ébranler le corps entier : ces secousses convulsives disparaissent lorsque le
membre retombe. Pas d'épilepsie spinale bien manifeste ; aucun trouble de la
motilité dans la jambe droite.

Depuis deux mois environ, la malade a commencé à ressentir des douleurs qui présentent les caractères des douleurs fulgurantes. Leur siège est surtout la jambe gauche et la cuisse; parfois elle les éprouve aussi dans la jambe droite et le tronc. Elle se plaint d'une douleur très vive, térébrante, au niveau de la malléole externe gauche; rien d'appréciable à la vue en ce point. La sensibilité cutanée est à peu près intacte. Signalons l'incontinence des urines, qui est de date récente. Les poumons, le cœur et les autres viscères semblent sains. Constipation habituelle. Tel est l'ensemble des symptômes qui, malgré leur unilatéralité, ont fait pencher le diagnostic vers une sclérose en plaques.

Depuis le 1er mai 1880, le caractère de la malade a notablement changé; elle pleure et rit à tout propos; la moindre chose la désespère ou la rend gaie; elle semble tomber en enfance. La parole s'embarrasse de plus en plus; elle n'articule presque plus les mots, il semble qu'elle ait de la bouillie dans la bouche.

Du mois de mai jusqu'à la fin de décembre, son état n'a pas changé sensiblement.

Du 1er au 15 janvier 1881, nous avons observé les modifications qui suivent: Coexistant avec les troubles de la parole mentionnés plus haut, il existe un tremblement désordonné de la langue lorsqu'on la fait sortir hors de la bouche. Les deux membres du côté gauche sont contracturés, la jambe gauche est habituellement dans la flexion sur la cuisse. Si l'on veut faire exécuter à la malade un mouvement avec son bras ou sa main gauche, elle est prise de tremblements qui prennent un caractère choréique et empêchent non seulement la précision, mais aussi l'exécution du mouvement. Ces tentatives, surtout lorsqu'elle est l'objet d'une attention soutenue, provoquent de véritables attaques de mouvements choréiformes dans les deux membres du côté gauche. Ces convulsions unilatérales ont une telle intensité, qu'elles font sauter la malade sur son lit et qu'elle appelle alors à son secours dans la crainte de tomber à terre.

A partir du 15 janvier, ces crises convulsives, se rapprochant, surviennent spontanément et plusieurs fois par jour.

Le 27 janvier, dans la soirée, la malade perd complètement l'usage de la parole, elle ne paraît pas comprendre les questions et n'y répond pas même par signes. Les mouvements convulsifs spontanés dans les membres du côté gauche sont très accentués et à peu près continus.

Ces mouvements consistent, pour les membres inférieurs, dans des alternatives rapides de flexion, d'extension de la jambe sur la cuisse, avec conservation permanente d'un certain degré de flexion. De même, l'avant-bras reste fléchi sur le bras et il est le siège de mouvements incessants de flexion et d'extension. Élévation de la température dans la soirée du samedi 29. L'aphasie a persisté.

Le 30, même état; la sensibilité paraît conservée des deux côtés. Les mouvements convulsifs, plus accentués dans le côté gauche, ont gagné un peu le côté droit. Elle succombe à 11 heures du soir.

AUTOPSIE, faite trente heures après la mort. — *Le cerveau et la moelle*, dépouillés de leurs enveloppes extérieures (dure-mère et arachnoïde), ne présentent aucune apparence de plaques de sclérose. Un peu d'opalescence de l'arachnoïde cérébrale, surtout à la base du cerveau. Aucune altération appréciable du côté des nerfs crâniens ; les nerfs optiques, olfactifs, les racines des nerfs bulbaires notamment paraissent intactes. Dans son ensemble, le cerveau parait un peu diminué de volume.

Lorsqu'on voulut essayer de détacher la pie-mère du cerveau, le décortiquer, en d'autres termes, on éprouva de grandes difficultés. A la surface convexe de l'hémisphère droit spécialement, l'arrachement de la pie-mère avec des pinces emporte en même temps la couche la plus superficielle des circonvolutions et détermine ainsi des pertes de substance, des ulcérations caractéristiques, qui ne peuvent laisser aucun doute sur un processus chronique de péri-encéphalite.

Cet épaississement de la pie-mère avec adhérences intimes est plus prononcé du côté droit et particulièrement dans la région antérieure, au niveau des trois circonvolutions frontales, de la frontale ascendante et aussi des deuxième et troisième circonvolutions temporales. Après l'enlèvement de la pie-mère recouvrant l'insula de ce même côté, les circonvolutions sont réduites à un véritable putrilage. Du côté de l'hémisphère gauche, les adhérences sont moins marquées dans ces mêmes régions ; on les retrouve cependant. A cause de l'aphasie terminale, il y avait un certain intérêt à constater l'état de la troisième frontale de ce côté. La décortication fut assez facile pour les trois quarts de cette circonvolution ; l'adhérence était plus forte en avant ; dans le reste de son étendue, soit à la surface, soit à la coupe, rien n'indiquait un travail morbide récent.

Mentionnons en terminant la diminution générale d'épaisseur de la substance grise de la plupart des circonvolutions, dans leur presque totalité.

Nous n'avons rien constaté dans les autres organes qui présente un intérêt sérieux.

C'est sur des coupes portant sur la région cervicale que nous avons remarqué les altérations les plus caractéristiques. Examinée à un faible grossissement, la coupe offre un aspect normal pour ce qui concerne la substance grise. Les cornes antérieure et postérieure, la commissure ont leur disposition habituelle. Il n'en est pas de même pour les cordons blancs.

Rien dans le cordon antéro-latéral du côté droit ; mais du côté gauche, la zone du cordon latéral avoisinant immédiatement la corne antérieure présente déjà, à cette vue d'ensemble, une coloration par le carmin plus foncée, ce qui permet déjà de supposer une diminution ou une atrophie des éléments nerveux dans cette région et une augmentation de la substance interposée entre ces éléments.

Le cordon commissural, cordon de Goll du même côté, offre une altération du même ordre, quoique à un plus faible degré. Notons enfin que le canal épendymaire est à peu près fermé ; on voit à sa place un espace foncé.

La portion du cordon latéral adjacente à la corne postérieure (faisceau pyramidal) est intacte, ainsi que le cordon antérieur proprement dit.

Tous les cordons blancs du côté droit semblent sains. Examinées à un plus fort grossissement, ces régions, fortement colorées par le carmin, présentent les lésions habituelles de la myélite chronique : épaississement des travées du réticulum qui séparent les tubes nerveux ; diminution de volume et de quantité de ces derniers.

Le canal épendymaire est oblitéré, ainsi que nous l'avons déjà dit ; les cellules de revêtement qui le tapissent ont disparu ; elles sont remplacées par un grand nombre d'éléments arrondis, fortement colorés, vraisemblablement de nouvelle formation.

Rien à mentionner dans le reste de la substance grise : les cellules nerveuses, notamment, sont normales comme volume et comme groupement.

Nous avons donc affaire dans ce cas à un processus de myélite diffuse, qui a touché en même temps la portion du cordon latéral gauche attenant à la corne antérieure et dans une certaine mesure la substance grise, au voisinage du canal épendymaire.

Tout cet ensemble de lésions cérébrales et médullaires paraît rendre compte d'une manière satisfaisante des symptômes observés pendant la vie.

Les troubles intellectuels, l'embarras de la parole, l'inégalité pupillaire, le tremblement de la langue étaient manifestement sous la dépendance de la méningo-encéphalite.

Quant aux accidents unilatéraux de tremblement dont les membres du côté gauche étaient le siège, aux douleurs fulgurantes, on peut les rapporter au processus d'inflammation chronique, dont une portion du cordon latéral et du cordon postérieur était atteinte.

Nous ne pouvons mieux faire en terminant que de reproduire quelques réflexions de notre excellent maître M. Raynaud sur ce cas remarquable. Devons-nous conclure à une erreur de diagnostic ? Oui, si l'on attache aux mots un sens absolu : il est certain que nous n'avons pas trouvé à l'autopsie une sclérose en plaques proprement dite ; non, si l'on regarde les choses à un point de vue plus élevé. Entre les cas types de sclérose en plaques distingués par Cruveilhier et Charcot et la paralysie générale, il existe des cas intermédiaires, de transition, pour ainsi dire, entre les deux maladies.

Dans les deux maladies, on observe un processus d'inflammation chronique réparti irrégulièrement sur le centre encéphalo-médullaire. Les foyers de sclérose sont assez nettement circonscrits dans la sclérose en plaques ; la sclérose est, au contraire, plus diffuse dans la paralysie générale. Ce n'est pas sur le siège de la sclérose qu'il faut s'appuyer pour distinguer les deux affections.

La moelle peut être touchée primitivement dans la paralysie générale, l'encéphale, secondairement, ainsi que le témoignent les observations publiées par M. Magnan et par d'autres.

Enfin, pour compléter les analogies, Henschel et Westphal n'ont-ils pas publié chacun un cas de coïncidence de la sclérose en plaques et de la paralysie générale chez les mêmes sujets ?

M. Magnan avait d'ailleurs, dès 1870, indiqué la coïncidence possible de la paralysie générale et de la sclérose en plaques (1), comme le montre l'observation qui suit.

(1) Voir encore à ce propos : CHARCOT, Sclérose en plaques. *Gaz. hôp.*, nᵒˢ 68-69, 1870. — BOURNEVILLE et GUÉRARD, *De la sclérose en plaques*. — DEJERINE, *Arch. de phys.*, 1876.

Obs. 3. — *Existence simultanée chez le même sujet de symptômes de paralysie générale, d'ataxie et de sclérose en plaques.* — MAGNAN. *Gazette des hôpitaux,* 1870, n°ˢ 110 et 111. (Résumé.) — Léopold L..., 36 ans, vigneron, entré le 13 avril 1869.

La maladie a débuté depuis quatre ans par un tremblement assez fort pour l'empêcher de travailler. Paralysie transitoire du bras gauche il y a quelque temps. Actuellement : affaiblissement intellectuel; parole hésitante, par moments saccadée avec contractions irrégulières des muscles de la face ; parésie faciale droite ; les pupilles sont mobiles : d. > g.

Au moindre mouvement volontaire, se produisent des mouvements brusques, saccadés, irréguliers, qui se généralisent rapidement. Pour boire, le malade saisit le verre à deux mains, le serre sur sa poitrine et le glisse jusqu'à ses lèvres ; mais aussitôt qu'il lève le fond du verre, il se heurte la bouche et s'éclabousse toute la face. La force musculaire est conservée. Incoordination énorme des membres inférieurs, station impossible sans aide ; le malade lance les jambes et talonne en marchant. Les yeux fermés, il ne peut rester debout, même s'il est soutenu ; il présente immédiatement des secousses violentes des muscles.

Le nystagmus paraît exister particulièrement dans les cas de paralysie générale de ce genre.

La parole prend même un caractère de scansion qui se rapproche de la sclérose en plaques, ainsi que cela est noté dans plusieurs observations. Les malades que nous avons eus sous les yeux nous ont semblé, en effet, avoir un embarras de la parole un peu différent de celui de la plupart des paralytiques. (G..., obs. 5 ; Po..., obs. 11.)

Tandis qu'en général la parole est lente, traînante, présente des accrocs, se change en un bégaiement, en un balbutiement incompréhensible, chez nos trois malades, elle a certains caractères particuliers communs : les syllabes sont scandées comme dans la sclérose en plaques, au moment où la malade commence à parler et quand elle n'est pas émue ; mais à mesure qu'elle parle ou s'excite, les mots empiètent les uns sur les autres, et la phrase finit alors dans un bredouillement semblable à celui de la paralysie générale. Le caractère de scansion, quoique très évident, ne nous a jamais paru aussi net que dans les cas de sclérose en plaques que nous avons rencontrés.

Dans une leçon parue dans la *Semaine médicale* (n° 5, janvier 1892), Charcot a minutieusement comparé la sclérose en plaques et la paralysie générale, et il insiste sur ces troubles de la parole affectant dans la paralysie les caractères de la sclérose : « Nous entendons une scansion analogue à celle de l'autre malade ; mais on ne comprend pas distinctement la phrase qu'elle répète, car les syllabes des mots chevauchent les unes sur les autres, et certaines consonnes, les *l* en particulier, sont répétées. » Comme symptômes se rapprochant de la sclérose en plaques, la malade présentait, quoiqu'elle n'eût pas d'exagération notable des réflexes rotuliens, du tremblement intentionnel qui se généralisait et du nystagmus. Elle avait présenté, en outre, comme symptômes de paralysie générale, de l'inégalité pupillaire et le signe d'Argyll Robertson ; de plus, même au repos, il y avait de petites secousses musculaires qui n'existent pas dans la sclérose en plaques. Elle avait eu aussi des crises de migraine ophtalmique. L'état général était satisfaisant. Charcot admet chez elle la coexistence des deux affections, et cite, d'après Mendel, le cas de Schüle, dans lequel l'autopsie aurait vérifié la présence simultanée des lésions de l'une et l'autre affection.

CHAPITRE IV

Rigidité spasmodique.

Quand les symptômes spasmodiques s'exagèrent, on voit les mouvements actifs, lents, incertains, maladroits d'habitude, devenir raides, convulsifs, incoordonnés. La marche est rendue absolument impossible, même dans des cas où la rigidité n'est complétement développée que d'un seul côté. Un tremblement très accentué, ou plutôt les secousses irrégulières dont nous avons eu déjà l'occasion de parler existent avec la rigidité spasmodique et siègent soit dans le membre contracté, soit du côté opposé. Si l'on met les malades debout et qu'on les soutienne sous les aisselles, ils se laissent traîner, raides comme un morceau de bois, si l'on peut s'exprimer ainsi ; s'ils ébauchent quelques mouvements de marche, ces mouvements gardent toujours ce caractère de rigidité énorme et ne consistent qu'en légers mouvements de déplacement des membres inférieurs, le malade faisant glisser le pied sur le sol, qu'il frotte de la pointe.

Bientôt on est obligé de les aliter pour éviter des chutes fréquentes. On voit alors la rigidité, la tension musculaire qui survenaient en général d'abord par crises de quelques heures à quelques jours, quelques semaines de durée, s'établir sans intermission ou du moins seulement avec quelques variations d'intensité. Ces malades, et spécialement ceux qui présenteront plus tard des contractures, ont tous ou presque tous subi des attaques paralytiques. A considérer les cas que nous connaissons, il ne nous paraît pas, disons-le dès maintenant, qu'on puisse établir en toute certitude une relation constante ni surtout une relation de cause à effet entre les attaques paralytiques et la contracture.

Il n'en faut pas moins tenir compte des faits où les premiers phénomènes qui annoncent la contracture, c'est-à-dire la rigidité musculaire plus ou moins durable, sont apparus à la suite des attaques ; il y a peut-être là plus qu'une coïncidence. Les attaques qui se sont produites chez les malades en question, qu'elles aient été suivies ou non de ces contractures passagères, peuvent être isolées ou en séries, ce qui s'observe surtout pour les attaques épileptiformes ; dans d'autres cas, assez fréquents aussi, les attaques apoplectiformes et épileptiformes coïncident ; il n'y a là rien de bien spécial au cas que nous étudions ici. Nous avons trouvé dans les observations du service un cas de paralysie générale où, dans le mois de novembre, il y eut 200 attaques épileptiformes et 300 dans le mois de décembre. Cette malade a présenté des symptômes spasmodiques, les réflexes étaient très exagérés ; on constata la présence d'albumine dans les urines et du myosis avec immobilité pupillaire presque complète. Ce fait est donc complexe, et nous nous contentons de le citer en passant, uniquement en raison de la multiplicité si remarquable des attaques.

A la suite de ces attaques, la rigidité musculaire se montre d'emblée, ou bien après une période de parésie ou de paralysie du membre où elle se développera plus tard. Fréquemment, un membre ou les deux membres d'un côté sont paralysés, le côté opposé présentant de la rigidité spasmodique. De plus, chez le même malade, la localisation de ce phénomène peut éprouver des variations considérables. Tantôt la rigidité musculaire, développée d'emblée ou après une attaque, envahit toujours le même membre ou le même segment de membre ; tantôt elle se localise, même à des époques rapprochées, avec ou sans attaque, dans des points différents. Le même membre peut présenter, dans le même moment, une intensité très inégale dans la rigidité de ses différents muscles, par exemple : l'extension passive est rendue difficile ou impossible par la tension considérable des fléchisseurs, que l'on sent durs et rigides, les extenseurs eux-mêmes l'étant beaucoup moins ; par la palpation, on se rend parfaitement compte de ces différences ; ou bien encore, d'un instant à l'autre, on peut rencontrer tantôt une résistance considérable, invincible, tantôt une résistance infiniment moins forte, qui mérite le qualificatif de *flexibilitas cerea* ; souvent aussi, après qu'on a produit plusieurs flexions et extensions du membre avec difficulté, cette manœuvre devient plus facile : il semblerait que, la première résistance une fois vaincue, le muscle perde au moins en partie cette tonicité exagérée.

Bien souvent, au contraire, quelque effort qu'on fasse, on n'obtient pas le moindre mouvement, même partiel. La raideur est telle, qu'en soulevant le malade par un doigt ou par le pied, on l'entraîne d'une seule pièce, les muscles du tronc et de la nuque participant à la rigidité générale, et il est de règle de voir ces malades rester des heures et des journées entières la tête dressée, sans prendre de point d'appui sur l'oreiller; ils ne paraissent pas éprouver la moindre fatigue dans cette position, en apparence si gênante : c'est là un fait fréquent chez les paralytiques ordinaires; mais il nous a paru particulièrement accentué ici.

Le visage participe à la rigidité : le masque est parfois comme figé, et s'il s'anime, ce n'est que pour être agité de grimaces convulsives ; nous noterons un véritable blépharospasme, qui se produit aussitôt que l'on veut examiner les yeux du malade. Chez d'autres, la musculature de la face, outre les tremblements fibrillaires qui sont la règle dans la paralysie générale, présente de véritables secousses musculaires irrégulières, donnant à la physionomie les expressions les plus diverses, les plus variables d'un instant à l'autre, différant des deux côtés de la figure, surtout s'il existe de l'hémiparésie faciale : les pleurs, le rire sardonique, la terreur, les grimaces, s'y succèdent, et le fameux mot de Sydenham à propos de la chorée s'applique parfaitement à nos paralytiques généraux. Cliniquement, c'est la véritable chorée de la face ; chez ces malades, le grincement des dents est des plus accentués, ainsi que le trismus. Ce dernier phénomène était très marqué à une certaine époque chez un malade du service de M. le Dr Vallon (M..., obs. 42). Ils ouvrent aussi démesurément la bouche, et nous avons vu la malade G... se faire sous nos yeux une double luxation spontanée de la mâchoire, grâce aux contractions exagérées qu'elle produisait au moment où on lui donnait à boire. Dans une observation de ce genre, Lecordonnier emploie le terme de « folie contractile des muscles masticateurs ».

Obs. 4 (PERSONNELLE). — *Paralysie générale à début aigu en 1891. Symptômes caractéristiques: Affaiblissement intellectuel. Tremblement, embarras de la parole, inégalité pupillaire. Idées mélancoliques et de persécution. Hallucinations. — En 1892. Incoordination de la langue. Réflexes rotuliens nuls. Marche très incertaine. — En 1893. Parole incompréhensible, tremblement convulsif, incoordonné, sac-*

cadé, des membres supérieurs. Secousses dans les membres inférieurs pendant la marche. Rictus continuel. Attaques épileptiformes. Luxation spontanée de la mâchoire. Escarres. — AUTOPSIE. Lésions typiques des lobes frontaux. Coloration grise des cordons postérieurs à la région lombaire. — Marie-Joséphine G..., 32 ans, célibataire, plumassière, entrée le 24 août 1893 (service de M. Briand).

Antécédents héréditaires. — Père alcoolique ; mort de cirrhose atrophique. Mère bien portante, a du tremblement sénile.

Antécédents personnels. — A eu un enfant mort à 4 ans. Ni alcoolisme, ni syphilis. Elle était peu intelligente, mais travaillait régulièrement. Quelques jours avant d'être arrêtée, elle était absolument bien portante ; aucun trouble intellectuel, marche normale. Aucun embarras de la parole, etc. Sa mère attribue sa maladie au chagrin qu'elle a ressenti d'être abandonnée par son amant.

La maladie actuelle aurait débuté subitement ; elle s'est mise à crier la nuit : « A l'assassin ! » Elle est alors conduite au Dépôt, où l'on rédige le certificat suivant : Paralysie générale, affaiblissement intellectuel. Idées délirantes de richesse et de satisfaction. Hallucinations de la vue. Ennemis imaginaires. Actes extravagants. Refus de nourriture. A son entrée à l'asile, on constate un tremblement considérable des lèvres et de l'embarras de la parole. Légère inégalité pupillaire. Idées de persécution : les Juifs veulent l'assassiner. Asymétrie faciale ; front bombé. Idées de suicide : demande un couteau pour se tuer. Se blesse profondément à la main en brisant des carreaux. Excitation.

En juin 1892, notre collègue M. Lachaux note l'état suivant :

Inégalité pupillaire. Pupilles très dilatées, un peu irrégulières. Tremblement très marqué des lèvres. Ataxie de la langue, qu'elle ne peut laisser hors de la bouche. Tremblement énorme des mains. Démarche hésitante, chancelante ; la malade manque de tomber au moindre choc ; perd l'équilibre si elle se tourne brusquement ; elle est incapable de porter un objet de quelque poids, tellement la force est minime et le tremblement marqué. Absence complète des réflexes rotuliens. Sensibilité intacte. La parole n'est plus qu'un bredouillement ; la malade ne sait où elle est, ignore la date, etc. Elle dit qu' « elle ne veut pas voir sa mère, parce que celle-ci l'a battue, à 30 ans ! ». Les Juifs l'ennuient toujours : « ils sont là ». De temps en temps, elle crie des injures ; elle rit, sa figure est souriante et satisfaite. « Elle n'a jamais été malade, elle n'a été à l'Hôtel-Dieu qu'une seule fois, pour faire un petit enfant. Elle a de belles robes. »

19 juillet 1892. Parole très hésitante. Elle dit que ça va mieux parce qu'elle a saigné du nez, se souvient d'avoir vu au parloir sa mère, qui lui a dit qu'elle allait l'emmener. Les hallucinations paraissent plus rares ; les Juifs l'ennuient moins. Rire, satisfaction. Le tremblement de la face est énorme. Pupilles inégales. Champ visuel normal. Elle reconnaît très bien les couleurs. Les réflexes tendineux sont abolis aux membres inférieurs ; au dynamomètre, la main droite donne 21° ; la main gauche, 16°. Sensibilité normale. La malade n'a jamais eu d'ictus. Pas de paralysie des sphincters.

En mars 1893, nous constatons l'état suivant : Au repos, le visage est apathique ;

mais, à la moindre excitation et même spontanément, il se produit une trémulation énorme, incoordonnée, des muscles de la face. La malade ouvre et ferme convulsivement la bouche. Rictus continuel. La langue est sans cesse agitée de mouvements exagérés, convulsifs, incoordonnés, et ne peut être maintenue hors de la bouche. Au repos, il existe des mouvements fibrillaires, ou plutôt des contractions partielles des muscles qui produisent des flexions irrégulières et incomplètes des doigts et des orteils. Mais les mouvements commandés ou volontaires sont accompagnés d'un tremblement convulsif qui tient à la fois de la chorée et de la sclérose en plaques. Par exemple, quand la malade veut boire, elle rapproche le plus vivement qu'elle peut la tête de la main qui tient le verre, dont le contenu l'éclabousse; car le tremblement convulsif s'exagère et devient plus irrégulier et ses oscillations deviennent plus amples. La direction du mouvement n'est pas conservée. De même, quand elle est couchée, elle atteint difficilement avec le pied projeté irrégulièrement la main de l'observateur tenue à une certaine hauteur. Quand la malade marche, il se produit des secousses dans les membres inférieurs, qui la font trembler tout entière. Les réflexes rotuliens sont nuls. Les réflexes du coude et du poignet sont nettement exagérés, du moins à droite. Résistance aux mouvements passifs. La sensibilité à la douleur et à la température est normale. Les pupilles sont égales et réagissent bien.

La parole n'est plus qu'une espèce de grognement. La malade comprend assez bien les ordres simples : mettre la main sur la tête, l'étendre, etc..... Agitation. Gâtisme. La malade ne cesse de s'habiller et de se déshabiller.

28 juin. Tremblement énorme, s'exagérant dans la marche : la malade en est secouée tout entière : elle est comme projetée en avant, butte et tombe au moindre obstacle. Incoordination considérable de tous les mouvements. Rictus. La malade ouvre et ferme convulsivement la bouche, grimace. Elle ne peut plus parler du tout, fait entendre à peine quelques grognements. La sensibilité est conservée ; les réflexes rotuliens, nuls; réflexes des membres supérieurs, forts.

8 juillet. Attaques épileptiformes généralisées. Cyanose, morsures de la langue. La malade reste affaissée, mais se remet assez vite.

6 août La malade s'affaiblit. Escarres, œdème des pieds.

Le 7, malgré l'affaiblissement, les mouvements incoordonnés avec dépense de force exagérée persistent. Ils sont surtout exagérés à la face. La malade se fait, en notre présence, une double luxation spontanée de la mâchoire pendant qu'on lui donnait à boire. La luxation est réduite facilement.

Le 9, la malade est moins affaissée. Réflexes rotuliens nuls. La malade contracte ses muscles, surtout aux membres supérieurs, où l'on ne peut faire l'examen des réflexes. Les pupilles sont immobiles.

Marasme. Mort le 17 août.

AUTOPSIE, vingt-six heures après la mort. — Large escarre fessière. Escarre sacrée et trochantérienne. Escarres multiples et superficielles des jambes.

Moelle. — Aspect extérieur normal. A la coupe, pas de lésions apparentes à la partie cervico-dorsale. Dans la région lombaire, au contraire, les cordons postérieurs ont une teinte grisâtre dans une partie de leur étendue.

Cerveau. — Léger œdème cérébral ; la pie-mère est en partie décollée par les gaz. Pas d'athérome cérébral. Pie-mère épaissie, adhérente à la substance grise.

Hémisphère gauche. — Les lésions sont caractéristiques, presque uniquement localisées à la région du lobe frontal. La pie-mère est congestionnée.

Hémisphère droit. — Les lésions sont plus profondes du côté droit, où, sur la circonvolution frontale interne, on arrache toute la substance grise avec la méninge. Dans le noyau lenticulaire gauche, existe un ancien foyer de ramollissement, gros comme une lentille, occupant toute la hauteur du noyau lenticulaire au niveau de sa portion postérieure.

Foie gras. *Cœur* normal. *Reins* petits, substance corticale absolument décolorée. *Rate* diffluente. Adhérences pleurales à droite ; rien dans les sommets.

Obs. 5. — Lecordonnier. Thèse de Lille, 1889, p. 63. Obs. X. Mouvements incessants des muscles masticateurs. Incoordination. Rigidité musculaire. — Marie II..., 38 ans, célibataire, sans profession, entrée le 8 janvier 1888. Décédée le 25 janvier 1889. Pas de tremblement. La parole n'est plus qu'un bredouillement. Pupilles irrégulières. Marche incoordonnée impossible sans soutien. Réflexes rotuliens conservés. Pas de tremblement épileptoïde. Incoordination des petits mouvements.

5 novembre 1888. La langue est agitée de mouvements continuels. Le tremblement est généralisé ; le maxillaire inférieur s'écarte et se rapproche alternativement du maxillaire supérieur, ou se meut latéralement. Il y a une sorte de folie contractile des masséters et des ptérygoïdiens. Pupilles égales, un peu irrégulières ; elles varient fréquemment et avec rapidité.

Mouvements incessants, raides, s'effectuant comme avec des contractures, surtout aux membres supérieurs.

Série d'attaques apoplectiformes ; augmentation de l'incoordination. Contractures des membres, s'exagérant au moindre attouchement. Gâtisme. Cachexie.

Du côté de la langue, mêmes symptômes ; il arrive que le malade ne peut la tirer hors de la bouche et la laisse spasmodiquement appliquée contre le plancher buccal, on pourrait croire qu'elle est paralysée ; il n'en est rien : il est facile de s'en rendre compte par la palpation ; elle donne, en effet, au doigt, une sensation de dureté, nous ne dirons pas ligneuse, cette épithète paraîtrait peut-être exagérée, mais du moins le doigt ne peut facilement la déprimer et sent les secousses irrégulières dont elle est le siège. Nous ne sachons pas qu'il s'y produise quelque chose de comparable à l'hémispasme, nous ne l'avons pas du moins observé ; quand le malade parvient à tirer la langue hors de la bouche, elle présente les tremblements et les secousses qui caractérisent le mouvement de trombone ; on trouve là toujours le même mélange de rigidité, de parésie, de convulsibilité et d'incoordination qui est la caractéristique des mouvements volontaires du paralytique général. Il semblerait que les muscles des mouvements involontaires participent à cet état ; on constate, du moins, fréquemment, des alternatives de contraction et de dilatation des pupilles, dont les contours sont souvent irréguliers.

La rigidité spasmodique donne lieu à des attitudes à peu près constantes des membres. Notons qu'elle prédomine en général dans les adducteurs et les fléchisseurs. Le bras se rapproche étroitement du thorax, l'avant-bras est fléchi à angle droit et les doigts sont tantôt étendus, tantôt fléchis dans la paume de la main. Les membres inférieurs sont en extension et ils ont l'aspect qu'on rencontre dans la paraplégie spinale spasmodique. Ils sont étroitement appliqués l'un contre l'autre et on ne peut les écarter qu'au prix des plus grands efforts, et encore très incomplètement. La jambe est le plus souvent en extension, ainsi que le pied ; mais nous croyons pouvoir avancer que cette rigidité est, dans la règle, notamment moins accentuée à la jambe qu'à la cuisse et les mouvements du pied, extension ou flexion, restent très souvent assez libres ; il y a là, nous semble-t-il, une différence notable entre la paralysie spinale spasmodique et les symptômes spasmodiques de la paralysie générale ; nous n'insisterons pas. D'ailleurs, nous pouvons citer une malade, actuellement dans le service de M. Briand, qui présentait, à vraiment parler, il y a quelques semaines encore, l'image de la paralysie spinale spasmodique, abstraction faite des symptômes intellectuels.

Bayle a donné une observation remarquablement étudiée de ce genre ; c'est la première en date, nous la reproduirons ici.

Notons qu'on y trouve déjà mentionnée l'absence du réflexe lumineux.

Obs. 6. — Bayle. *Traité des maladies du cerveau et de ses membranes, p. 230 ; obs. XIII. Monomanie ambitieuse avec exaltation et embarras dans les mouvemens ; quatre mois après, deux attaques de congestion avec tremblemens très violens des membres ; pendant le mois suivant, convulsions fréquentes ; ensuite, rigidité avec contraction des membres supérieurs, excepté de la main gauche, qui est étendue sur l'avant-bras ; rigidité tétanique avec extension et rotation en dedans des membres inférieurs.*

*Méningite chronique très intense des hémisphères et des ventri-
cules ; membranes adhérentes, dans un très grand nombre de points,
à la substance grise, qui est très injectée et ramollie dans ces endroits ;
ventricules distendus par la sérosité.* — Gaspard C..., sous-officier de la
garde royale, âgé de 45 ans environ, d'un caractère vif et gai, entra, sans
renseignemens précis, à la maison royale de Charenton, le 9 février 1822. On
apprit qu'il avait été très affecté de la perte de son fils, qu'il perdit en 1818, et
qu'au commencement de 1821 il avait de la peine à parler, qu'il perdait par
momens le fil de ses idées, et qu'il prétendait souvent avoir des titres et des
distinctions qui ne lui appartenaient pas. Huit jours avant d'être conduit à
Charenton, il était entré au Val-de-Grâce, où il avait été soigné, et où on lui
avait appliqué de la glace sur la tête et un vésicatoire sur la nuque. A l'époque
de son entrée, monomanie ambitieuse, avec agitation légère et embarras dans les
mouvemens et la prononciation.

A la fin de mai 1822, attaque de congestion cérébrale, consistant en une perte
subite de connaissance, suivie de tremblemens généraux dans les membres,
qui durent un quart d'heure environ ; idées ambitieuses : il est prince et
millionnaire.

26 août. Nouvelle attaque accompagnée des symptômes suivans : face rouge,
gonflée et agitée par des mouvemens convulsifs ; *pupilles très dilatées,
ne se resserrant point malgré l'approche d'une lumière très vive ;*
yeux grandement ouverts ; tremblemens extrêmement violens dans les membres
supérieurs et inférieurs, consistant en des contractions qui se succèdent rapidement ; cris confus, respiration gênée et bruyante ; pouls fréquent, chaleur à la
peau, sueur très abondante, qui mouille les draps. Cette attaque dure une heure
et demie environ. Pendant la nuit, tremblemens légers, qui reviennent de temps
en temps et qui persistent le matin du jour suivant. (On est obligé de lui attacher les mains sur les côtés du lit.)

Le 29. Pupilles un peu contractées, coucher en supination, réponses aux
questions qu'on lui fait ; prononciation très embarrassée, nul mouvement spasmodique des membres.

Le 30. Il parle beaucoup et se dit comte et millionnaire.

4 septembre. Face rouge, cris et agitation pendant toute la nuit, tremblemens
dans les membres, qui reviennent de tems en tems ; langue tremblante et
rouge ; pouls fréquent ; moiteur.

Le 21. Loquacité, mouvemens continuels et spasmes des membres, soubresauts des tendons, douleurs générales. Même état jusqu'au 28.

Le 29. Flexion spasmodique de la main droite sur l'avant-bras, demi-flexion
des doigts, qui font éprouver des douleurs très vives au malade lorsqu'on veut
les étendre ; sensibilité de ces parties considérablement diminuée. Cessation de
l'agitation.

2 octobre. Même état ; calme, point d'idées dominantes ; rigidité tétanique
des membres supérieurs, qui cesse par moment, et revient ensuite ; secousses
convulsives dans les membres inférieurs.

Le 3. Mêmes symptômes; tremblement des lèvres et de la langue, parole très difficile, idées ambitieuses: il est chevalier de la Légion d'honneur, millionnaire, etc.

Le 10. Membres supérieurs dans un état spasmodique, main gauche étendue et la droite fléchie convulsivement.

Le 12. Rigidité des membres inférieurs, qui sont fléchis, et des pieds, qui sont étendus et dirigés en dedans.

Le 17. Attaque de tremblemens généraux de la tête et des membres, qui dure quelques minutes.

Le 26. Grincemens continuels des dents, membres supérieurs raides, contractés et fléchis à angle droit à l'avant-bras; la main gauche fortement étendue sur l'avant-bras, la droite fléchie; les membres inférieurs étendus et très raides, les pieds tournés en dedans. Lorsqu'on soulève le malade, ses membres sont agités de tremblemens. Prononciation très embarrassée, déjections involontaires, réponses assez justes aux questions qu'on lui fait. Continuation de cet état jusqu'au 20 novembre.

Le 21. Mort.

Autopsie cadavérique. — *Habitude extérieure*. État de maigreur, orbites caves, yeux convulsés. Membres dans le même état de contraction qu'avant la mort, revenant facilement lorsqu'on les tire en sens inverse. Escarre très large au sacrum.

Crâne. Deux ou trois onces environ de sérosité entre les deux feuillets de l'arachnoïde; quatre ou cinq à la base du crâne.

Arachnoïde de toute la convexité des hémisphères et de leur face interne ayant une teinte grisâtre, plus opaque dans certains points que dans d'autres, épaissie d'une manière si considérable qu'après en avoir détaché un lambeau on peut soulever presque entièrement le cerveau, en le tenant avec ce lambeau. Cependant, en tirant cette membrane en sens inverse, elle se déchire assez facilement; sa face interne, conjointement avec la pie-mère, est adhérente à la substance grise, dans l'étendue de 2 ou 3 pouces, à la partie postérieure de la convexité des hémisphères, dans un assez grand nombre de points de leur partie antérieure, ainsi qu'à leur face interne. L'arachnoïde détachée reste couverte, sur les points où l'adhérence existait, d'une légère couche de substance grise, qui est très molle. La partie de la surface cérébrale d'où celle-ci a été enlevée est plus molle et plus injectée. Les ventricules latéraux sont distendus par la sérosité; leur membrane est très épaissie; les plexus choroïdes offrent un grand nombre de petits kystes transparens. L'arachnoïde de la base du cerveau est saine.

Obs. 7 (PERSONNELLE). — *Paralysie générale. Ictus. Rigidité musculaire généralisée. Début de contracture des jambes et d'atrophie des triceps fémoraux.* — Blanche N..., 34 ans, blanchisseuse, entrée le 17 août 1892. Service de M. Briand. Pas de renseignements.

A son entrée, elle présente l'aspect de la paralysie générale typique : les pupilles sont inégales, les lèvres tremblent, la parole est hésitante ; perte absolue de la mémoire, inconscience complète, idées de satisfaction ; gâtisme. Elle ne répond que par monosyllabes hachés. La marche est raide, et on est souvent obligé de l'aliter.

État stationnaire pendant plusieurs mois.

Mars 1893. Les réflexes sont très exagérés. Pieds et mains cyanosés. Pupilles dilatées, immobiles, mais égales. Même état mental. Le réflexe plantaire persiste.

Juin et septembre. L'examen donne les mêmes résultats : la malade parle par monosyllabes incompréhensibles ; raideur considérable ; marche spasmodique. Tremblement généralisé, considérable. Incoordination et brusquerie des mouvements. Parésie faciale gauche passagère. Sensibilité obtuse.

Octobre. Grande attaque convulsive avec mouvements cloniques et toniques généralisés très irréguliers. Trismus ; mouvements de déglutition. Secousses des muscles de la face. Sensibilité abolie. Réflexes cutanés nuls. Tous les réflexes tendineux sont exagérés. La malade reste pendant plusieurs jours très affaissée. La température ne dépasse pas 38°. Elle revient peu à peu à son état antérieur.

Janvier 1894. Raideur généralisée. Résistance à tous les mouvements passifs, quels qu'ils soient, absolument invincible. Les mouvements actifs sont raides, incoordonnés, saccadés et violents. Tous les muscles sont agités de soubresauts brusques, irréguliers. Hyperexcitabilité mécanique des muscles considérable. Réflexes tendineux et cutanés exagérés. Les membres inférieurs sont raidis dans l'extension. La station est impossible ; soutenue sous les bras, la malade ébauche à peine quelques mouvements de déplacement raides et brusques ; le pied est en extension et la pointe en frotte le sol. La malade étant couchée, on peut soulever le corps entier en tirant sur le pied ou la main. Sensibilité normale. Les pieds sont froids, rouges, la peau en est lisse ; cicatrice de brûlures du pied droit au premier degré.

Avril 1894. L'état est absolument le même ; la face grimace à la suite des contractions incoordonnées exagérées de tous les muscles. La malade laisse la langue contractée, appliquée derrière les arcades dentaires. Même brusquerie des mouvements actifs ; résistance énorme aux mouvements passifs ; il semble parfois qu'on briserait l'avant-bras en essayant de fléchir le coude. Cette résistance existe autant pour la flexion que pour l'extension et elle est la même aux membres inférieurs qu'aux supérieurs. Mais, de plus, depuis quelques semaines, on constate que l'extension passive complète des membres inférieurs est impossible, et les muscles de la face postérieure de la cuisse se tendent comme des cordages. D'ailleurs, la flexion aussi est extrêmement difficile, quoique encore possible ; toutes ces manœuvres sont douloureuses. La douleur siège dans les muscles tiraillés. Ceux-ci ne sont pas douloureux à la pression, non plus que les nerfs. Sensibilité cutanée assez vive. Réflexe plantaire vif. Tremblement épileptoïde des plus nets, spontané et provoqué. Les pupilles sont dilatées, immo-

T.   3

biles. Pupille G. > D. La malade ne fait plus entendre que des sons inarticulés qui sont émis par saccades.

La marche est impossible, la malade se laisse traîner. Au lit, on peut l'enlever tout d'une pièce en la soulevant par le pied.

Ces cas se rapprochent donc beaucoup de la paralysie spinale spasmodique ; à côté des phénomènes intellectuels caractéristiques, on y observe, comme nous l'avons vu, des troubles moteurs affectant surtout les membres inférieurs et consistant toujours en symptômes de paraplégie spasmodique de plus en plus accentués : rigidité musculaire, épilepsie spinale, absence de paralysie sphinctérienne, d'atrophie musculaire, de troubles de la sensibilité, sauf quelques sensations subjectives (fourmillements, etc.). Mais la paralysie spasmodique spinale pure accompagnant la paralysie générale reste toujours une rareté. Le cas de Schüle que nous allons rapporter, malgré son grand intérêt, peut être considéré comme une exception.

Obs. 8. — *Syphilis. Paralysie spinale spasmodique depuis quatre ans. Pas de paralysie des sphincters. Symptômes de paralysie générale.* Schule. — *Ist die spastiche spinale paralyse eine Kranheit sui generis.* (Inaugural dissertation. Heidelberg, 1891 ; obs. 14.) — K. W..., 29 ans, célibataire, batelier, reçu le 24 février 1886. Pas d'hérédité. En 1883, Syphilis peu traitée.

En 1885. Spasme, raideur de la jambe droite. Pas de faiblesse, d'amaigrissement, de paresthésie, de douleur. Après trois mois, son pied frotte par la pointe. Bientôt, après quelques fatigues, fourmillements, picotements qui disparaissent rapidement. Deux, trois semaines après, la jambe gauche est atteinte, mais moins fortement. État des sphincters normal ; ni douleur dans le dos, ni douleur en ceinture. Érections normales.

La force motrice diminue, sans que la raideur musculaire varie. Rien aux membres supérieurs. Aucun symptôme cérébral.

État présent. — Bon état physique. Aucun trouble intellectuel. Aucun symptôme du côté des nerfs cérébraux. Pas de réflexe massétérin. Réflexe pupillaire vif. Pupilles un peu étroites. Sensibilité, motilité, force musculaire, nutrition des membres supérieurs normales. Musculature puissante. Ni tension musculaire, ni troubles du sens musculaire ; pas d'incoordination. Peau normale. Réflexes des membres supérieurs vifs, mais dans les limites de la normale. Rien au tronc. Muscles des jambes bien développés. La circonférence des cuisses est égale des deux côtés. Sensibilité intacte. Réflexes cutanés vifs.

Tension évidente, mais assez peu intense de la jambe droite, occupant toute la cuisse et la jambe, mais à un moindre degré. Aucune rigidité musculaire à gauche. Pas d'altération de l'excitabilité musculaire. Mouvements actifs et passifs difficiles à cause de cette rigidité. Réflexes tendineux exagérés à droite comme à gauche.

Clonus dorsal à droite très fort ; à gauche, faible. Clonus patellaire des deux côtés. Pas de vacillement dans la station les yeux fermés. Se tient bien à cloche-pied sur la jambe gauche, mal sur la jambe droite. Marche exquisement spasmodique : il marche sur les orteils et les éminences latérales.

Traces de syphilis (cicatrices du prépuce, adénites). Frictions mercurielles. Sort sur sa demande le 6 mars 1886.

Rentre un an après. Même état malgré le traitement mixte. La force motrice des jambes n'est pas amoindrie. La motilité est un peu limitée à droite. Sensibilité intacte. Tension musculaire des membres inférieurs accentuée, surtout à droite. Réflexe cutané normal. Réflexe rotulien très fort. Clonus du pied, surtout à droite. Tous les réflexes tendineux des jambes sont très exagérés. Ils sont très forts aux bras, mais dans les limites de la normale. Marche très spasmodique. Vessie et rectum intacts.

6 juin 1889. Le malade entre à la clinique psychiatrique d'Heidelberg (service du professeur Fürstner) en état de grande exaltation : il a les idées de grandeur insensées caractéristiques. On diagnostique paralysie générale.

Le traitement ioduré a un résultat surprenant. Le 31 décembre 1889, il sort guéri presque complètement, du moins de ses symptômes psychiques. La paralysie spasmodique est améliorée à ce point qu'il reprend sa profession.

En l'absence de renseignements cliniques complets, nous devons nous demander s'il ne s'agit pas là simplement d'un cas de syphilis cérébrale simulant la paralysie générale.

TÉTANIE. — Nous rapprocherons de ces observations un phénomène nous paraissant s'écarter aussi des autres phénomènes moteurs que l'on observe dans la paralysie générale. Le professeur Potain et Greiff (1) ont observé, l'un au début de la paralysie, l'autre dans le cours de la maladie, des phénomènes de tétanie des mieux caractérisés. Dans le premier cas il existait, après la disparition de ce symptôme, « une gêne des mouvements, sans contracture véritable »; dans le second, il y avait un état d'hyperexcitabilité musculaire et une contracture en flexion des membres inférieurs; de plus, Greiff note de la façon la plus formelle le signe de Trousseau (réveil des contractions par pression du nerf moteur), qui ne laisse aucun doute sur la signification clinique du symptôme. Quant aux particularités anatomiques de ce cas, nous appellerons l'attention sur l'existence de plaques vitreuses analogues à celles que décrit Zacher dans une

(1) Voir aussi : ARNDT. *Zeitsch. f. Psych iatrie*, XXX, p. 56.

de ses observations. L'observation de Greiff est suffisamment explicite sur la multiplicité des lésions constatées dans les centres nerveux pour que nous nous bornions à renvoyer à sa description.

Obs. 9. — *Contractures idiopathiques des extrémités au début de la paralysie générale.* (Résumé.) — POTAIN. *Gazette des hôp.*, 1878, n° 21. — Une femme, jusque-là bien portante, après s'être exposée au froid, présente pendant plusieurs semaines des crises de contractures dans les mains, les pieds, la langue, la face, la mâchoire, ressemblant absolument à la tétanie. Ces crises sont survenues plusieurs fois par jour.

A son entrée, toute contracture a disparu. Les traits sont légèrement tirés à droite, la commissure labiale gauche abaissée. Tremblement des lèvres. *Les pupilles sont inégales*; la gauche extrêmement dilatée. La marche est hésitante, un peu de gêne dans tous les mouvements, sans contracture véritable. Légère analgésie de la face dorsale des doigts. Affaiblissement intellectuel.

Obs. 10. — *Symptômes de paralysie générale. Hyperexcitabilité mécanique des muscles considérable. Symptômes ressemblant à la tétanie. Secousses dans les masséters. Contractures des membres inférieurs et de la nuque.* — AUTOPSIE. *Adhérences de la pie-mère à l'écorce cérébrale. Méningite spinale. Plaques vitreuses de l'écorce. Sclérose diffuse de la moelle. Lésions vasculaires.* — GREIFF. *Arch. f. Psychiatrie,* XIV, 2, p. 286. — Femme de 43 ans; 1881. Idées de grandeur, accrocs dans la parole; légère parésie faciale droite. Inégalité pupillaire. Langue non déviée. Membre inférieur droit plus faible que le gauche. Pas de troubles de la marche. Réflexes forts.

1882. Démence, maladresse, paralysie plus accentuée. La langue est plus difficilement tirée hors de la bouche, elle n'est pas déviée. Tremblement de la face. Tremblement du bras droit dans les mouvements volontaires; n'existe pas au repos. Résistance aux mouvements passifs. Le bras gauche tremble aussi, mais pas de tension musculaire de ce côté. Réflexes tendineux forts. Pas d'affaiblissement des membres inférieurs, mais la démarche est un peu raide. Mouvements incertains, mais non ataxiques. Réflexes rotuliens forts. Hyperexcitabilité mécanique des muscles et des nerfs. Clonus du pied plus intense à gauche qu'à droite.

Dans la suite, tous ces phénomènes s'exagèrent; *il survient des contractures spontanées et provocables de la face ressemblant à la tétanie.*

La malade est tenue au lit; parésie des sphincters. Décubitus Les symptômes s'accentuent encore; début de flexion des membres inférieurs au niveau de l'articulation du genou. Contracture de la nuque qui porte la tête à droite. Secousses dans les masséters, que les mouvements en soient spontanés ou provoqués; parésie des membres supérieurs, que la malade étend difficilement. La recherche de l'excitabilité musculaire des membres inférieurs y produit des secousses qui se transmettent au bras du même côté et à la tête. Clonus du pied. Mort par cachexie.

AUTOPSIE — Œdème cérébral. Atrophie des circonvolutions, des frontales surtout (moitié de la première frontale, pied de la deuxième et pointe de la troisième à droite). Adhérences multiples. Hydropisie ventriculaire. Substance cérébrale élastique. Adhérence de la dure-mère au rachis dans la région cervicale. Moelle ferme. Coloration grise des cordons postérieurs. Synovite de la hanche gauche.

Examen microscopique. — A l'état frais, on trouve de nombreuses cellules araignées. Les cellules pyramidales sont pigmentées et brillantes, les vaisseaux épaissis. Corps amylacés et granuleux dans la partie postérieure des cordons latéraux ; les fibres des cordons sont moins nombreuses qu'à l'état normal, le tissu médullaire est résistant. Épaississement des parois vasculaires ; corps granuleux, peu nombreux, dans les cordons postérieurs. Infiltration vitreuse en plaques à l'union de l'écorce et de la substance blanche. Chacune de ces plaques est côtoyée par un vaisseau à parois infiltrées de noyaux. Les circonvolutions centrales et paracentrales seules sont touchées, ainsi que les frontales.

Moelle. — *Première paire cervicale.* Le cordon postéro-latéral, la partie antérieure du cordon cunéiforme sont dégénérés ; zone angulaire dégénérée dans les cordons antérieurs entre les cordons antérieurs et latéraux.

Cinquième cervicale. Les cordons antérieurs sont sains. Le reste comme plus haut. Au niveau de la septième cervicale, le canal épendymaire est presque complètement obstrué.

Première dorsale. Le cordon postéro-latéral est sain.

Troisième dorsale. Nouvelle lésion du cordon postéro-latéral. La lésion est plus diffuse à droite.

Sclérose diffuse dans le bulbe et dans la protubérance. Le faisceau pyramidal croisé est pris en entier, mais très irrégulièrement.

ATTITUDES CATALEPTOÏDES. CATATONIE. — A côté de ces rigidités spasmodiques nous placerons, pour être complet, certains phénomènes particuliers mal déterminés et observés plus fréquemment en dehors de la paralysie générale ; les auteurs les qualifient les uns de tendance à la catalepsie, les autres de catatonie. Lecordonnier, dans sa thèse, cite plusieurs cas de tendance aux attitudes cataleptoïdes : les membres conservent pendant quelque temps la position dans laquelle on les place ; ce symptôme coexistait dans un cas avec des mouvements choréiformes (obs. 11) ; dans un autre, avec des phénomènes bulbaires et des contractures (obs. 18) ; Knecht a décrit des symptômes catatoniques chez les paralytiques généraux, et il distingue deux formes : dans l'une, les symptômes catatoniques précèdent les symptômes nets de paralysie générale, en particulier les attaques ;

dans l'autre, c'est dans le cours d'une paralysie typique que la catatonie survient. Dans deux cas sur quatre, il a trouvé à l'autopsie une
pachyméningite hémorrhagique. Näcke a observé des cas de ce
genre chez la femme; il en donne trois observations probantes (état
de stupeur subit avec rigidité musculaire, etc). Ces phénomènes
étaient indépendants des attaques paralytiques. Dans un cas de
Mendel (1), les symptômes catatoniques étaient consécutifs à une
attaque, dans le cours d'une paralysie générale à forme de folie circu-
laire.

Obs. 11. — *Paralysie générale chez une femme. Mouvements choréiformes. Phénomènes cataleptoïdes.* — LECORDONNIER, thèse, Lille, 1889
— Marie D . , 30 ans; apathie, inégalité pupillaire. Tremblement des mains et
des lèvres. Contractions spasmodiques désordonnées, à caractère choréiforme,
surtout si on fatigue la malade. Elles cessent assez rapidement par le repos.
Une simple pression les réveille. Tendance à la catalepsie, avec mouvements
fibrillaires permanents; aux membres inférieurs, même état moins accentué.
Réflexes rotuliens exagérés. Sensibilité émoussée; aucune incoordination dans
la marche.

(1) MENDEL. *Die progressive Paralyse der Irren*, p. 110.
NAECKE. *Allg. Zeits. f. Psych.*, t. 49.
KNECHT.   id.   id.

CHAPITRE V

Contractures permanentes.

A mesure que la paralysie générale évolue, on voit la rigidité s'exagérer peu à peu pour faire place à des contractures permanentes, tantôt d'emblée, tantôt après s'être montrées d'une façon transitoire.

Membres inférieurs. — A la suite d'une attaque, ou simplement à cause de son affaiblissement moteur, le malade est tenu au lit. Là, on voit peu à peu les membres inférieurs se placer en adduction, absolument invincible. La jambe se fléchit peu à peu sur la cuisse et la cuisse sur le bassin. Cet état de flexion s'établit bientôt d'une façon permanente. Le début de cette contracture peut passer inaperçu pendant un certain temps ; ou bien, si elle est encore peu accentuée, on l'attribue à la simple rigidité spasmodique non permanente que nous avons décrite plus haut. D'ailleurs, cette contracture, quoique permanente, peut varier aussi dans son intensité, au moins à son début, mais sans jamais disparaître complètement. Dans certains cas, elle paraît avoir subi une augmentation notable à la suite d'attaques paralytiques. En général, elle est plus accentuée d'un côté que de l'autre, la différence peut même être considérable, et, tandis qu'un membre est en flexion complète, l'autre peut être encore le siège de mouvements actifs ou passifs assez étendus ; mais il nous paraît, d'après nos observations et celles des auteurs, que, au moins pour les membres inférieurs, dans les cas qui nous occupent (nous ne parlons pas ici des contractures consécutives aux lésions cérébrales en foyer sur lesquelles nous reviendrons), cette contracture finit par envahir complètement les deux membres.

Au membre supérieur, il paraîtrait que la contracture peut affecter un caractère monoplégique. M. Klippel (*Archives de médecine expérimentale*, n° 1, janvier 1894) dit avoir observé un cas de contrac-

ture localisée à l'un des membres supérieurs. Chez nos malades P...
(obs. 13) et N... (obs. 14), avec la contracture des membres inférieurs,
coexistait une contracture commençante d'un des membres supérieurs,
uniquement caractérisée par l'adduction plus ou moins invincible du
bras et la difficulté de l'élévation complète.

A une période un peu avancée de la maladie, les deux membres
inférieurs sont étroitement fléchis, la face postérieure de la jambe
appliquée sur la face postérieure de la cuisse, la cuisse elle-même
appliquée contre la paroi abdominale. De plus, les membres sont en
adduction forcée, les genoux fortement appliqués l'un contre l'autre ;
de sorte que, si l'on place la malade sur son séant, elle paraît avoir la
position accroupie, les bras enveloppant les jambes, le menton appuyé
sur le genou. Cette attitude est bien rendue sur une photographie de
la malade Sch..., photographie qu'a bien voulu nous communiquer
notre collègue et ami le Dr Boissier.

Un fait que nous avons noté dans tous les cas, c'est l'intégrité des
muscles de la jambe, tant des extenseurs que des fléchisseurs. Nos
trois malades pouvaient volontairement pratiquer la flexion ou l'extension du pied sur la jambe, avec une certaine raideur, il est vrai, mais
cette raideur n'était pas particulièrement accentuée ; en tout cas, elle
n'empêchait en aucune façon les mouvements passifs. Il en était de
même du malade Cl... (obs. 12) dont M. le Dr Vallon, médecin en chef de
la division des hommes à l'asile de Villejuif, a eu l'extrême obligeance
de nous autoriser à prendre l'observation et à faire l'autopsie. Ce fait
ne paraît pas avoir été noté dans d'autres observations ; rappelons
que ces muscles de la jambe peuvent aussi être le siège de la rigidité
et des secousses habituelles.

L'adduction peut être portée à ce point que, si l'un des membres
est moins contracturé que l'autre, il vient le croiser transversalement :
c'est ce que montre d'une façon caractéristique la malade N... (obs 14).
Cette attitude rappelle d'une façon frappante celle que M. Brissaud (1)
a décrite et figurée chez une femme hémiplégique du côté droit à la
suite d'une hémorrhagie cérébrale. Il était survenu une contracture
en flexion, non seulement de la jambe droite, mais aussi de celle du
côté sain.

(1) Thèse, Paris, 1880.

Membres inférieurs. — La contracture des bras, dans les cas réguliers, ne survient qu'un certain temps après la contracture des jambes. Elle paraît aussi d'abord au niveau des adducteurs ; le premier symptôme noté est toujours la difficulté croissante de produire l'abduction et l'élévation du bras, si bien que, en fin de compte, le bras reste étroitement et invinciblement appliqué contre le thorax ; l'avant-bras se place à angle droit sur le bras, la main et les doigts se fléchissent, et parfois d'une façon aussi invincible que chez les hémiplégiques vulgaires : les doigts peuvent encore se fléchir dans la paume ou affecter une position en cône que l'on peut comparer à la position que prend la main de l'accoucheur pour pénétrer dans le vagin. La contracture peut être plus marquée à certains doigts, au pouce par exemple.

Tantôt ces symptômes se développent simultanément aux deux membres et à peu près également ; tantôt la contracture ne les envahit que successivement. Mais nous noterons ici encore l'intégrité relative des segments inférieurs, comme nous l'avons déjà constatée à la jambe. Dans une observation que nous rapporterons plus loin, le malade, quoique très contracturé et chez qui la contracture tant qu'il était au repos paraissait avoir envahi les avant-bras eux-mêmes, accompagnait constamment d'un claquement des mains l'espèce de chant monotone qu'il faisait entendre fréquemment. Nous ne connaissons pas d'observation où il y ait eu contracture de l'avant-bras ou de la main en extension.

L'époque de l'envahissement des membres supérieurs nous paraît essentiellement variable. Chez le malade Cl..., qui ne se contracturait que depuis quelques mois, comme chez la malade Schw..., dont la contracture datait de près de deux ans, les bras étaient également indemnes. Chez la malade Na..., qui est actuellement contracturée depuis près d'un an et demi, l'état de contracture du membre supérieur, caractérisé surtout par l'adduction relativement facile à vaincre, est certainement moins accentué que chez Po..., dont la contracture ne datait que de quelques mois.

Nous voyons donc, dans des cas analogues, au point de vue de la durée de l'affection, l'évolution être très variable. Les quatre observations qui suivent, montrant des malades à des périodes différentes, permettent de suivre presque schématiquement cette évolution.

Obs. 12 (INÉDITE, service du Dr VALLON). — *Hérédité chargée. Excès alcooliques. Premier séjour à l'asile pour alcoolisme aigu. Un an après, symptômes caractéristiques de paralysie générale. État vertigineux. Phénomènes spasmodiques. Pas d'ictus. Peu à peu, contractures en flexion des membres inférieurs. Parésie vésicale. Mort par broncho-pneumonie tuberculeuse. — AUTOPSIE. Lésions cérébrales typiques.* — Gustave Cl..., 31 ans, garçon de bureau, marié, entré le 18 août 1891 à l'asile de Villejuif, dans le service du Dr Vallon.

Antécédents héréditaires. — Un frère est considéré comme un aliéné par la famille. Dernièrement, il est venu à Paris sans raison plausible, puis est retourné brusquement chez lui. Trois frères sont morts en bas âge ; la tante qui donne ces renseignements est elle-même bizarre. Un oncle maternel, faible d'esprit, interné à Ville-Evrard, a depuis trois ans des idées de grandeurs. « Il prétend que l'Assistance publique lui donne des rentes. »

Antécédents personnels. — Fièvre typhoïde dans l'enfance ; a servi vingt-deux mois au Tonkin ; ni impaludisme, ni syphilis, ni dysenterie ; pas de traumatisme. Excès alcooliques (absinthe, eau-de-vie). Dans les derniers temps, le malade buvait de l'alcool à 90°, qu'il avait librement à sa disposition. Il n'aurait pas eu de cauchemars ni de zoopsie (?). Pituite tous les matins.

Août 1891. Accès de délire alcoolique aigu, précédé d'une période durant laquelle il a été très irascible. Il prétend qu'une demi-douzaine d'individus se sont livrés à un attentat sur sa femme et l'ont jetée dans la Seine. Il croit qu'on va l'arrêter, veut s'attacher par une corde avec sa femme et se jeter à l'eau. Hallucinations, illusions, terreurs, idées confuses, état vertigineux, tremblement généralisé. Quand il entre à l'asile de Villejuif, ces accidents aigus sont à peu près dissipés et il est remis en liberté le 7 septembre 1891.

Le diagnostic porté était celui d'alcoolisme aigu.

Août 1892. Cl... a des étourdissements ; « il avait l'air de vouloir chasser quelque chose de devant ses yeux ». Cela a duré deux jours.

Mars 1893. A plusieurs reprises, il présente des secousses dans la jambe et le bras droits sans perte de connaissance, avec aphasie transitoire. Cela passe au bout d'un quart d'heure, mais la parole reste embarrassée, il devient méchant et emporté.

Traitement de peu de durée par l'iodure de potassium. Il peut travailler jusqu'au mois de septembre, mais il a à plusieurs reprises des vertiges, des secousses dans les jambes ; il pousse des cris, pleure sans cause, ses jambes tremblent sous lui. Tremblement des mains par accès ; l'écriture devient illisible, il peut cependant manger seul.

Il dit que « sa langue est enflée », il veut l'arracher. Tremblement de la langue. Après un court séjour à l'hôpital, il arrive à Villejuif, avec le diagnostic de paralysie générale, le 21 octobre 1893.

Il présente alors de l'affaiblissement intellectuel, des préoccupations hypochondriaques, de l'embarras très marqué de la parole. La marche est lourde, il traîne les pieds en marchant ; on est bientôt obligé de le coucher, parce qu'il trébuche à chaque instant. Il est triste, apathique, parle peu et de plus en plus mal. Il s'alimente difficilement. Les pieds sont froids, cyanosés. Gâtisme.

Février 1894. On constate que le malade, qui présentait depuis son entrée une rigidité musculaire accentuée, tient ses jambes en demi-flexion ; cette flexion devient permanente. Cependant on peut constater encore de l'exagération des réflexes rotuliens. Pupilles inégales ; droite > gauche ; la sensibilité des membres inférieurs est conservée.

16 mars 1894. Au moment où nous pouvons l'examiner nous constatons les faits suivants :

Les membres inférieurs sont en demi-flexion, au niveau du genou et de la hanche, et étroitement appliqués l'un contre l'autre. L'abduction passive est à peu près impossible, l'extension passive ne peut être faite qu'incomplètement : on éprouve une vive résistance ; on sent les tendons des muscles postérieurs extrêmement tendus. Le membre revient d'ailleurs à sa position anormale aussitôt qu'on l'abandonne. Les pieds paraissent tombants, mais en réalité il n'y a pas de paralysie des muscles de la jambe. Pas de tremblement fibrillaire, ni de secousses au repos. Réflexes rotuliens exagérés, ou plutôt forte contraction du triceps, avec déplacement brusque, mais très limité, de la jambe, quand on percute le tendon rotulien. Pas de tremblement épileptoïde. Les muscles sont très amaigris. Le réflexe plantaire existe. Les pieds sont cyanosés, la peau en est épaissie et présente une desquamation à larges plaques jaunâtres, abondantes surtout à la plante des pieds. D'ailleurs, toute la peau est ichtyosique, et plus spécialement aux jambes. Ce fait n'existe que depuis quelques semaines.

Les membres supérieurs sont toujours en flexion, on parvient à les étendre complètement ; mais on rencontre une résistance difficile à vaincre, et souvent, en tirant sur le bras, on attire le malade tout d'une pièce à soi ; cette rigidité est surtout accentuée au bras droit. Les mouvements actifs sont lents et lourds, le malade saisit maladroitement un verre avec la main droite qu'il ne peut ouvrir complètement, le pouce restant toujours en adduction et en demi-flexion. Pas de tremblements proprement dits, mais mouvements irréguliers, légèrement choréiformes ; une grande partie du contenu d'un verre qu'il porte à sa bouche est renversée. Il y a plutôt de la parésie que de l'incoordination ; si on aide le malade à rapprocher un verre de ses lèvres, il le maintient en place et peut boire assez longuement. Réflexes exagérés. Langue tremblante ; le malade ne peut la tenir hors de la bouche. Masque apathique ; le malade gâte, mais pas d'incontinence permanente ; loin de là, le malade reste parfois vingt-quatre heures sans uriner, il urine ensuite spontanément.

Début d'escarres superficielles, datant d'un ou deux jours, au sacrum et au trochanter gauche. Le malade pousse de temps en temps des cris inarticulés, il se griffe la figure ; il peut à peine prononcer quelques mots d'une façon distincte. Rien dans les urines.

Le 20. Le malade est très abattu, il s'affaiblit, ne parle pas ; la rigidité est toujours aussi grande ; l'extension est possible cependant jusqu'à un certain degré, sans arriver pourtant à la rectitude ; quand on lâche le membre, il se replace aussitôt dans sa position primitive. Membres supérieurs toujours rigides. Pupilles irrégulières, droite plus large que gauche. Réaction lumineuse faible.

Le 21. Rétention d'urine pendant vingt-quatre heures. Miction spontanée. Ventre météorisé.

Le 23. Même état de rigidité; le malade est moins inconscient. Puis il tombe dans le coma et meurt le lendemain. Il n'a cessé de garder ses membres inférieurs en flexion accentuée.

AUTOPSIE, quarante et une heures après la mort. — Cadavre bien conservé, rigidité cadavérique à peu près complètement disparue. Légère escarre trochantérienne très superficielle. L'hémisphère droit pèse 498 gr.; le gauche, 481 gr. Crâne dur, assez épais; légères adhérences de la dure mère au crâne. La pie-mère adhère en plusieurs points à la dure-mère, mais en est facilement séparable. Pie-mère trouble, épaissie. Œdème cérébral considérable. Lésions caractéristiques de paralysie générale, absolument diffuses et généralisées. L'insula, non atrophiée, ne présente pas d'adhérences.

Poumons. Au sommet gauche, petites cavernes grosses comme une noisette. Nombreux foyers de broncho-pneumonie dans les deux poumons. Œdème et congestion, surtout aux deux bases. Quelques adhérences pleurales du côté gauche. Le sommet droit est sain, légèrement emphysémateux.

Foie de volume normal, congestionné. Des traînées vasculaires dessinent les lobules. Les reins sont congestionnés, se décortiquent facilement. *Rate normale. Cœur* normal, un peu pâle. *Aorte* saine.

La *vessie* contient une certaine quantité d'urine. Les cartilages de l'articulation du genou sont absolument sains; mais la synoviale, qui est comme œdématiée, est parsemée d'une quantité de petites extravasations sanguines. Rien de semblable dans l'articulation tibio-tarsienne ni dans celle du coude droit.

Les muscles sont d'une belle couleur rouge et comme poisseux. Quarante-huit heures après la mort, le membre inférieur droit présente une résistance évidente à l'extension complète et revient d'une façon un peu élastique en une légère flexion.

Lésions accentuées, surtout au niveau des régions frontales et pariétales inférieures. Les circonvolutions frontale et pariétale ascendante sont relativement saines. La face interne de l'hémisphère est lésée d'une façon disséminée. Adhérences sur le lobe paracentral au niveau de la scissure interhémisphérique; mais il n'est pas particulièrement lésé, du moins du côté droit. Pas de lésions vasculaires. Léger chagrinage des ventricules latéraux. Pas de chagrinage du quatrième ventricule. Légère hydropisie ventriculaire. Substance cérébrale très molle.

Moelle. Rien à la coupe; rien à noter pour les méninges.

OBS. 13 (PERSONNELLE). — *Excès alcooliques. Hallucinations de la vue. Attaques apoplectiformes. Embarras de la parole. Excitation. Difficulté de la marche. Tremblement. A son entrée : affaiblissement intellectuel, hallucinations de la vue, embarras considérable de la parole, inégalité pupillaire. Dérobement des jambes, contracture des mem-*

bres inférieurs en *flexion, raideur musculaire et tremblement généralisé. Pas de paralysie des sphincters. Tremblement épileptoïde,
réflexes exagérés. Opisthotonos. Mort par tuberculose pulmonaire.*
AUTOPSIE. — *Œdème cérébral. Adhérences localisées au lobe temporal.
Épendymite granuleuse. Dure-mère spinale épaissie.* — Emilie P...,
célibataire, lingère, 37 ans ; entrée le 8 mai 1893, morte le 26 janvier 1894.
Asile de Villejuif, service du Dr Briand.

Antécédents héréditaires. — Le père et un frère sont morts poitrinaires.

Antécédents personnels. — Aucune maladie grave ; peu intelligente, elle
n'a jamais pu apprendre à lire et à écrire ; elle retenait cependant bien les
airs de musique sans savoir ses notes. Son inintelligence ne lui a pas permis de
faire un métier suivi : elle a été bonne, laveuse de vaisselle et puis a travaillé
chez sa mère comme lingère, mais n'a jamais pu faire que le gros travail. De
25 à 30 ans, elle a vécu avec un homme qui l'a quittée à cause de son caractère
emporté ; il était bien portant. Elle-même n'a présenté aucun accident qu'on
puisse rapporter à la syphilis ; ni grossesse ni fausses couches. Bien réglée.

Dans son enfance, il lui arrivait, jusqu'à l'âge de 15 ans, d'uriner et même de
gâter au lit fréquemment. A partir de cet âge, ces mictions nocturnes sont
devenues très rares ; elle dormait mal, se réveillait en sursaut, mais n'a jamais
eu à cette époque aucun accident convulsif. Vers l'âge de 16 ans, elle a eu de
fortes migraines, débutant une heure après son lever par des vomissements peu
douloureux. Quelques minutes après, survenaient de violentes douleurs dans le
côté droit de la tête.

Pendant la crise, elle paraît avoir eu du blépharospasme. Elle restait couchée jusqu'au soir, somnolente, sans parler. Mais elle pouvait répondre aux
questions sans aucun embarras de la parole. Aucun trouble visuel ni moteur.
Le lendemain elle restait encore tout abasourdie. Ces migraines sont survenues
quelques mois avant l'établissement des règles, puis elles se sont espacées pour
ne plus survenir qu'aux époques menstruelles, de 16 à 18 ans.

Maladie actuelle. — Vers le mois d'août 1892, elle se plaint de douleurs dans
la région précordiale, survenant par crises ; il lui semblait qu'on lui serrait le
cœur, elle pâlissait un peu, faisait quelques inspirations profondes ; après quoi
la douleur disparaissait. Pendant ces quelques instants elle était obligée de
s'accoter ; puis elle reprenait ses occupations ; cela survenait une ou deux fois
par jour. Les mois suivants elle fait des excès de boisson, boit cinq ou six
absinthes par jour, du cognac, du vulnéraire en grande quantité ; deux fois elle
est rentrée ivre, la face meurtrie ; elle est excitée, batailleuse, brise tout, lance
des objets à la figure des enfants de la maison. La démarche devient lourde,
tremblante ; elle se plaint de sentir comme des coups d'aiguille dans les pieds.
Quelques hallucinations de la vue. Elle est renversée par un cheval qui la blesse
au genou. Depuis ce temps, elle croit voir sans cesse une voiture qui va la renverser.

En décembre 1892, elle s'agite de plus en plus la nuit ; elle a une attaque,
accompagnée de pâleur de la face ; miction et contracture des membres durant

un quart d'heure, elle reste anéantie; la nuit, nouvelle agitation avec miction.

Elle fit alors à l'hôpital Lariboisière un séjour de trois mois, pendant lequel elle avait des tremblements et gâtait. Hallucinations de la vue. Elle lance son pot de lait à un personnage imaginaire.

Après un court séjour chez elle, elle entre à Tenon, à la suite d'une légère attaque apoplectiforme avec embarras de la parole. Pendant son séjour à l'hôpital, rires et pleurs perpétuels. Illusions de la vue. Elle dit des sottises à un être imaginaire, croit voir sa voisine de lit, morte depuis plusieurs jours. A cette époque elle reconnait sa famille, dont la visite la faisait pleurer. Passe à Sainte-Anne le 2 mai. Pendant son séjour à Lariboisière, elle avait des crampes dans les jambes. Pendant son séjour à Tenon, elle tenait les jambes tantôt étendues, tantôt repliées. A Sainte-Anne, elle les tenait toujours dans l'extension.

Entrée le 2 mai 1893. État général assez bon. Embonpoint assez considérable. La station est impossible. La malade tient les jambes repliées sous elle, elle les étend volontairement incomplètement. L'extension passive ne peut, de même, pas être faite complètement. Les réflexes tendineux sont très exagérés. Il existe une résistance aux mouvements passifs, assez difficile à vaincre à cause d'une rigidité musculaire qui s'exagère dans les mouvements brusques, aussi bien dans l'extension que dans la flexion; l'abduction reste très incomplète. A ce dernier point de vue, il en est de même aux membres supérieurs, qui, de plus, présentent des tremblements à oscillations rapides, ayant les caractères de tremblements de la paralysie générale. Ce tremblement s'exagère notablement dans les mouvements actifs. Il est accompagné de secousses musculaires disséminées, irrégulières, donnant aux mouvements de la malade un certain caractère d'incoordination, peu accentué, il est vrai, mais parfaitement appréciable dans les mouvements demandant une certaine délicatesse : la malade manque par exemple le but et hésite visiblement quand, après lui avoir fait fermer les yeux, on lui ordonne de porter le bout du doigt au nez ou à l'oreille, ordre que la malade comprend du reste parfaitement. Aux membres inférieurs, il n'est pas possible de constater s'il existe de l'incoordination, la malade ne déplaçant pas ses membres au-dessus du plan du lit, quoique les mouvements d'extension et de flexion volontaires et réflexes persistent encore. De plus, mise debout, la malade n'ébauche aucun mouvement de marche. Les muscles de la jambe ne paraissent pas particulièrement parésiés. Les réflexes sont très exagérés aux quatre membres. Sensibilité conservée et même exagérée; les réflexes plantaires persistent. Tremblement très accentué des muscles de la face, des lèvres et de la langue. Asymétrie faciale. La commissure droite est un peu abaissée. Langue non déviée, pupilles inégales, réagissant très faiblement à la lumière, réagissant à la convergence. Embarras de la parole considérable, accrocs, hésitation et scansion bien marquée. De plus, la malade parle avec précipitation; les phrases courtes qu'elle dit se terminent par un bredouillement incompréhensible. Elle s'agite dans son lit, pousse des cris aigus, comme impulsifs, se défend quand on l'examine. Elle répond assez correctement aux questions sur la date de son état civil, etc...

Elle pleure « parce qu'elle est paralysée ». Le jour suivant, elle raconte que les Prussiens vont la fusiller et lui couper la tête. Elle voit deux lions blancs dans un coin de la salle, toujours les mêmes, qui vont la dévorer. Le « père des belles Françaises » va la faire mourir, elle l'entend, il est en bas. Son état reste absolument stationnaire ; pendant plusieurs semaines, elle continue à craindre les lions, mais il ne sont plus là (on l'a changée de salle) ; elle voit dans les rideaux du dortoir les belles Françaises, etc...

A un autre moment, elle raconte que le grand Napoléon va venir la chercher.

Août 1893. Zona du cinquième espace intercostal gauche peu étendu, non douloureux et ne paraissant s'accompagner d'aucune anesthésie. Il guérit en quelques jours, en laissant quelques petites cicatrices légèrement pigmentées.

L'embarras de la parole augmente de plus en plus. Gâtisme ; mais pas de paralysie réelle des sphincters.

Septembre. On constate une douleur très vive au niveau des deux genoux, douleur spontanée, mais surtout provoquée par la pression ou par les essais d'extension. La peau des genoux est lisse, brillante et blanche, la douleur est profonde et occupe la jointure elle-même. Aucune trace de traumatisme. La contracture des membres inférieurs s'exagère ; la douleur empêche l'examen des réflexes. Hyperesthésie cutanée. Cet état douloureux des genoux persiste une dizaine de jours.

Les hallucinations de la vue ont peu à peu disparu. La malade a des préoccupations hypochondriaques, elle prétend « avoir des escarres aux fesses » ; la parole devient embarrassée et spécialement plus scandée.

Octobre. L'examen ophtalmoscopique, fait par M. Daguillon, montre une pigmentation notable de la rétine, mais qui n'est certainement pas pathologique ; papilles normales, réflexes lumineux abolis. Aucun changement notable jusqu'au mois de janvier.

Janvier 1894. Ulcération superficielle de la face interne du coude gauche, très douloureuse. La malade tient les deux bras rapprochés du corps en demi-flexion ; la main étendue, les doigts réunis en cône. Le membre gauche surtout est raide. Elle prétend que son « bras est paralysé ». On parvient cependant à produire des mouvements passifs de l'articulation scapulo-humérale, assez facile-ment. Tremblement très accentué et secousses irrégulières dans les membres supérieurs. Membres inférieurs étroitement rétractés contre l'abdomen ; on peut à peine leur faire dépasser l'angle droit. La peau du genou est complète-ment brillante et lisse, la face grimace sitôt que la malade veut parler ou qu'elle s'excite ; elle ouvre la bouche d'une façon exagérée, la langue ne peut être tirée hors de la bouche, elle est très tremblante. Les doigts sont agités convulsive-ment ; il en est de même des orteils. La percussion du tendon rotulien ne donne lieu à aucun déplacement du membre, quoique le triceps se contracte. Contrac-tion idio-musculaire exagérée, sensibilité très vive. Escarre trochantérienne gauche au début.

Le 19. L'articulation phalango-phalanginienne de l'index gauche est doulou-reuse, le doigt reste fléchi et ne peut être étendu qu'au prix de douleurs assez vives. La malade tient toujours son bras gauche complètement appliqué contre le thorax. Cependant les mouvements passifs sont assez faciles et indolores, si ce n'est la douleur causée par l'escarre du coude.

Tremblement épileptoïde très marqué, se produisant dès qu'on soulève le pied par la pointe. Il existe également des deux côtés, mais ne se transmet pas d'un côté à l'autre ; il existe en outre des secousses spasmodiques des muscles de la jambe.

Le 24. La malade est pâle, abattue, tout à fait indifférente, ne répondant pas aux appels. Dyspnée. La tête est fortement renversée en arrière, la nuque est raide ; on peut difficilement la fléchir et de très peu. Les muscles sterno-mastoïdiens sont contracturés, surtout le gauche. La musculature de tous les membres est rigide, la percussion du tendon rotulien ne donne plus aucune réaction. Les réflexes des membres supérieurs sont exagérés, les secousses musculaires sont moins intenses, les traits de la face sont immobiles, si ce n'est quand on remue la malade pour l'examiner. Respiration très rude au sommet droit. L'état de raideur de la malade empêche de l'asseoir.

Le 25. État presque comateux, face rouge ; les yeux sont convulsés en haut, pupilles immobiles, la D. > G. La percussion du tendon rotulien produit un léger tressaillement de tous les muscles du membre inférieur et un minime déplacement de la jambe.

Excitabilité mécanique des muscles assez forte. Le réflexe plantaire persiste, ainsi que le tremblement épileptoïde. Sensibilité conservée. Les doigts sont fléchis dans la paume de la main depuis plusieurs jours, et peuvent difficilement et incomplètement être étendus. Escarres trochantérienne et fessière gauche récentes. La rougeur érythémateuse qui existe au niveau du pli articulaire depuis des semaines déjà s'est beaucoup accentuée ces temps derniers. Raideur considérable du dos et de la nuque.

La malade meurt le lendemain.

Autopsie, vingt-quatre heures après la mort. — Il existe encore une rigidité notable du bras droit, en flexion à angle droit. Les doigts sont fléchis, le pouce légèrement en adduction et extension. La résistance en est difficile à vaincre et le bras revient dès les premiers essais à sa position anormale d'une façon élastique ; de même, les doigts étendus avec un certain effort ne deviennent pas entièrement flasques, même après plusieurs essais d'extension, le pouce en particulier. La flexion et l'adduction des membres inférieurs persistent. Si l'on veut étendre la jambe sur la cuisse, elle revient d'une façon élastique dans la position où nous la trouvons ; angle un peu obtus.

Nous avons expérimenté sur un cadavre d'homme décédé à peu près à la même heure, exposé aux mêmes variations de température : la rigidité cadavérique très accentuée une fois vaincue, on n'avait plus de retour du membre à sa position première. Sur le cadavre de P..., la rigidité cadavérique avait à peu près complètement disparu dans le bras droit, qui était relativement peu contracturé dans la vie.

Escarres fessière et trochantérienne gauche superficielles.

Œdème cérébral, pas d'athérome. Pie-mère épaissie. Décortication des plus faciles. Une ulcération superficielle est produite au niveau du lobe temporal droit, à sa pointe et dans les circonvolutions de passage du lobe pariétal à la première temporale. Chagrinage des ventricules net.

Hydropisie assez accentuée des ventricules. Liquide louche. Le lobe occipital est sain, la pie-mère y est fine et pas plus difficilement décorticable que sur un cerveau normal. Rien à la coupe. Substance cérébrale pâle, moelle assez ferme. Rien à noter macroscopiquement, sauf un épaississement de la dure-mère et son adhérence au canal rachidien.

Les muscles droits antérieurs de la cuisse des deux côtés sont pâles et divisés en faisceaux par de minces traînées de graisse.

Cœur un peu mou, dilaté. Rien à l'aorte ni aux valvules.

Poumons. Tubercules calcifiés du sommet droit ; de plus, poussée de granulations miliaires récentes de ce sommet, très confluentes, ayant déterminé évidemment la mort rapid . Pas de cavernules, ni de foyer de ramollissement, congestion des bases.

Reins pâles, se décortiquant bien. *Foie* d'aspect normal.

Utérus normal.

Les deux articulations du genou contiennent une sérosité rougeâtre peu abondante. Les tendons et la capsule n'en sont pas épaissis, ni rétractés ; les cartilages sont sains, lisses et brillants. Rien à noter pour d'autres articulations.

OBS. 14 (PERSONNELLE). — *Symptômes psychiques et physiques de paralysie générale. Syphilis. Démarche spasmodique. Ictus. Contracture progressive des membres inférieurs. Tremblement épileptoïde. Mouvements choréiformes des membres supérieurs, surtout à droite. Contracture du bras droit. Paralysie des extenseurs de la main droite. Troubles trophiques.* — Elisa N..., femme F..., 29 ans, couturière, entrée le 27 juin 1891, dans le service du Dr Briand. Asile de Villejuif.

Antécédents héréditaires. — Grand-père alcoolique, oncle buveur.

Antécédents personnels. — La malade a eu la syphilis à 20 ans. Ses quatre enfants sont morts en bas âge : les deux premiers à 2 mois, le troisième à 10 mois, le quatrième à 3 mois, probablement de syphilis. Un des enfants aurait donné une maladie vénérienne à sa nourrice. La malade raconte d'ailleurs elle-même avoir eu à 20 ans des boutons aux parties génitales ; un médecin aurait diagnostiqué la syphilis et lui aurait ordonné le traitement mercuriel. Elle a contaminé son mari.

Maladie actuelle. — Depuis un an pleure facilement, « prétend que son mari lui conseille de s'empoisonner et de se jeter par la fenêtre ; elle a dû faire mettre quatre cadenas à sa porte ». Peut-être a-t-elle eu quelques hallucinations de l'ouïe. Sa mémoire s'affaiblit ; elle devient enceinte et accouche, le 19 juin 1891, d'un enfant vivant. Accouchement précipité. L'enfant meurt en septembre 1891 avec des syphilides cutanées. La démarche est devenue chancelante, la parole très embarrassée ; excitation extrême, la malade se met nue à la fenêtre.

26 juin 1891. Elle est alors conduite à la Préfecture. On rédige le certificat suivant :

T.   4

« Excitation maniaque. Désordre profond dans les idées et les actes. Hallucinations de la vue ; idées de grandeur ; violences envers les personnes. Voyages et accouchements extraordinaires ; dit être accouchée il y a trois jours en urinant. Accrocs dans la parole. »

Après un séjour de quarante-huit heures à Sainte-Anne, elle entre le 27 juin dans le service de M. Briand, à Villejuif, où l'on constate l'existence des signes d'une paralysie générale caractérisée par des idées de satisfaction, de l'inconscience, de l'embarras de la parole, etc... « Elle va envoyer chercher ses écuyères avec sa voiture ; elle accouche avec une facilité extraordinaire ; elle a beaucoup d'éducation, elle va aller en Italie, au pays des plaisirs, chercher ses toilettes dorées, etc. » La langue est animée d'un tremblement continuel. Les pupilles sont inégales. Les réflexes rotuliens sont conservés ; elle va et vient, rend quelques petits services, mais la démarche est raide et elle paraît avoir eu de la trépidation spontanée des membres inférieurs ; il arrivait parfois, quand elle était assise, que ses jambes se mettaient à trembler.

Juillet 1892. Ictus apoplectiforme. Elle reste couchée depuis cette époque et gâte ; elle s'agite dans son lit, crie souvent, l'état reste stationnaire jusqu'en 1893. A ce moment, nous constatons une exagération considérable des réflexes aux quatre membres ; les muscles sont rigides dans les mouvements passifs et la malade résiste à tout déplacement qu'on veut lui imprimer. Les membres inférieurs commencent à se contracturer en flexion depuis quelques semaines. Les pupilles sont inégales, irrégulières, réagissent mal à la lumière, surtout la droite ; le réflexe plantaire est très vif. Pas de troubles de la sensibilité. La malade crie sans cesse, dit des injures ; la parole est embarrassée et scandée, la langue tremblante. La malade pousse souvent des cris la nuit ; elle refuse de se laisser examiner, elle frappe et présente une résistance spasmodique aux mouvements passifs, résistance évidemment exagérée encore volontairement.

Mai 1893. Depuis quelques semaines, les membres inférieurs ont continué à se contracturer insensiblement. Actuellement, le membre inférieur gauche est en demi-flexion et ne peut être amené complètement en extension. Cette manœuvre est peu douloureuse.

Au membre inférieur droit, flexion presque complète de la jambe sur la cuisse, de la cuisse sur le bassin et adduction exagérée : de sorte que la cuisse droite croise un peu la gauche. L'abduction est impossible. Le réflexe rotulien est exagéré ; du moins le triceps se contracte fortement à la percussion du tendon rotulien, sans qu'il y ait de déplacement étendu de la jambe. La contractilité propre des triceps est exagérée, plus à droite qu'à gauche, et les muscles se contractent plus fortement par la percussion directe que par la percussion du tendon. Un simple frôlement rapide de la peau produit la contraction des muscles de la face postérieure de la cuisse, en particulier à droite. Le réflexe des tendons d'Achille est aussi exagéré.

A droite, tremblement épileptoïde spontané et provocable par le relèvement du gros orteil ou par simple choc sur le tendon d'Achille ou les muscles de la face postérieure de la jambe ; il ne se transmet pas du côté opposé et ne peut être provoqué à gauche. Il dure une à deux minutes et est arrêté par la flexion de l'orteil. C'est bien du tremblement épileptoïde, et non pas seulement des contractions irrégulières des muscles.

Un trait fait avec l'ongle sur la peau de la cuisse ou de la jambe rougit plus vite à droite (en quelques secondes) qu'à gauche, et la rougeur dure plus long-temps (cinq minutes). Les pieds sont froids, cyanosés ; la peau en est lisse, particulièrement à droite ; les ongles sont cannelés, amincis, jaunes à l'extrémité libre, surtout à droite. La sensibilité dans tous ses modes est conservée et même exagérée.

Tremblement très accentué aux membres supérieurs, quand on fait étendre les mains à la malade ; les réflexes y sont également exagérés.

La parole est embarrassée. La malade exprime des idées absurdes, mais est compréhensible ; « elle va se marier, elle a de beaux vêtements ». Agitation per-pétuelle : elle fait et défait son lit ; elle crie et se débat pendant l'examen, qui ne peut être fait qu'incomplètement.

Août 1893. Rougeurs diffuses, étendues, de la jambe gauche, d'aspect lym-phangitique, sans chaleur spéciale de la peau, qui disparaissent rapidement.

17 septembre. Des rougeurs de ce genre paraissent et disparaissent sur la jambe gauche ; les contractures s'exagèrent de plus en plus à droite. Les pupilles paraissent égales, immobiles et dilatées. L'agitation, la résistance de la malade rendent l'examen des plus difficiles.

24 janvier 1894. Un matin, on la trouve dans un état de tranquillité contras-tant avec son état habituel, où elle pousse des cris, s'agite, cherche à frapper. A 10 heures, pâleur subite, nez pincé, courte syncope, un peu d'écume aux lèvres ; pouls : 110. Quelques instants après, elle paraît se remettre et se laisse bien examiner, tandis qu'en général elle crie et résiste ; les pupilles sont res-serrées et égales ; la pupille droite est paresseuse.

Pendant et après l'attaque, les membres inférieurs sont restés invinciblement dans leur position vicieuse. En ce moment, la malade répond aux questions surtout par signes ; elle comprend quand on lui dit de tirer la langue, etc... La percussion du tendon rotulien donne lieu à une contraction des muscles, sans qu'il se produise aucun déplacement de la jambe. Toute tentative d'exten-sion des membres inférieurs est douloureuse. Aux membres supérieurs, on trouve la raideur habituelle, la résistance aux mouvements passifs et l'exagéra-tion des réflexes. Langue tremblante.

6 février. Adduction de plus en plus exagérée, flexion extrême du membre inférieur droit. Toute tentative d'extension est impossible à droite, très limitée à gauche, et douloureuse des deux côtés ; la pression des muscles ne paraît pas douloureuse.

Tous les muscles sont agités de larges tremblements fibrillaires, qui s'exa-gèrent pendant les essais, et les tendons se tendent comme des cordages ; la percussion des tendons rotuliens est suivie d'une contraction violente des muscles antérieurs et postérieurs de la cuisse, sans extension de la jambe. Contraction idio-musculaire exagérée. Le réflexe plantaire est bien net à gauche; à droite, le chatouillement de la pointe du pied ne produit que quelques mouvements de flexion dorsale et des tremblements fibrillaires en masse des muscles. Nous n'avons pas constaté de tremblement épileptoïde. Sensibilité conservée. Il s'était produit il y a quelques jours une petite ulcération de la peau, assez profonde au point de frottement du membre droit sur la cuisse gauche; elle est actuellement en voie de guérison; l'adduction est telle, qu'il est difficile d'introduire un tampon entre les deux membres.

Le membre supérieur droit, dans les mouvements volontaires et commandés, est agité d'un tremblement à larges oscillations qui occupe tous les segments du membre, et les doigts présentent des mouvements de flexion et d'extension incessants. Au repos, mouvements fibrillaires. La malade ne peut se servir de la main droite pour manger, elle se sert de préférence de la gauche, mais très maladroitement, car le bras gauche présente aussi quelques mouvements du même genre, quoique infiniment moins accentués. Quand on met à portée de sa main droite un verre, la malade le saisit après quelques mouvements choréiformes relativement peu étendus ; elle le porte à sa bouche en en versant une petite quantité, à cause de ces mêmes mouvements; ceux-ci ne s'exagèrent pas à mesure que la main approche du but. Pendant que la malade boit, le verre choque souvent les dents, mais ne quitte pas les lèvres; les mouvements volontaires de la main gauche sont presque normaux. Réflexes exagérés ; la force musculaire paraît égale des deux côtés (pression des mains). Sensibilité normale, peut-être même exagérée.

Les mouvements de la nuque, tant actifs que passifs, sont libres, bien que fréquemment la malade se tienne des heures entières la tête dressée, sans prendre de point d'appui sur les oreillers.

Au repos, la face est sans expression; mais quand la malade pleure ou rit, il se produit des contractions des muscles, une mimique exagérée. La langue tirée hors de la bouche présente de larges oscillations (mouvements de trombone). Accrocs et répétitions dans la parole, et même léger degré de scansion. La malade répond aux questions faciles, accomplit les ordres qu'on lui donne (Donnez la main, levez le bras). Mais elle ignore la date, etc... « Elle possède les robes de Sarah Bernhardt. Elle a des enfants plein son lit. »

25 février. A été trouvée un matin hébétée et les traits immobiles, comme à la suite du petit ictus précédent. La figure est rouge ; d'ailleurs, pas d'autres symptômes, elle mange comme d'habitude. Au bout de quarante-huit heures, elle revient à son état ordinaire.

12 mars. Nouvel ictus. Sa main droite paraît moins habile, mais comme elle la cache toujours sous elle, peut-être pour arrêter les mouvements choréiformes, il est possible que la paralysie des extenseurs que nous constatons aujourd'hui soit passée inaperçue au début. La main est tombante, le relèvement du poignet est impossible, ainsi que ses mouvements de latéralité. Seuls le pouce et l'index peuvent être relevés incomplètement. Les mouvements de supination se font normalement, quoique avec la rigidité ordinaire. La rigidité des muscles du bras et des fléchisseurs est plus nette encore que d'habitude, et les mouvements

passifs plus difficiles à produire. Les mouvements choréiformes, s'exagérant dans les mouvements volontaires, existent toujours, même dans les doigts paralysés; mais il est bien visible que la position vicieuse de la main n'est point due à une contracture des fléchisseurs, car on relève la main et les doigts dans l'extension complète avec la plus grande facilité. Les légers mouvements qu'on y constate ne sont que des mouvements de flexion. Pas de troubles de la sensibilité. Réflexes exagérés des deux côtés, surtout à droite. Léger tremblement épileptoïde du bras droit par relèvement brusque du poignet.

Rien de particulier aux membres inférieurs; on ne constate de tremblement épileptoïde qu'à la jambe gauche; même impossibilité des mouvements passifs; persistance des réflexes plantaires, sensibilité intacte. La malade s'agite, crie, défait son lit; elle se laisse cependant plus facilement examiner.

Elle a depuis ce matin sur la fesse droite deux ou trois saillies arrondies, lisses, rouges, indolores, rénitentes, à bords festonnés; tout autour la peau est saine, sauf quelques rougeurs disséminées.

18 mars. Rougeur diffuse superficielle des fesses, de la face inférieure des cuisses et du genou gauche. Les petites tumeurs sont en voie de disparition. Une nouvelle ulcération superficielle se reproduit ces jours-ci au point de frottement des membres inférieurs. Main complètement tombante, le pouce et l'index sont plus parésiés que précédemment. Les mouvements choréiformes persistent. Moindre rigidité des membres supérieurs; le coude n'est plus appuyé aussi étroitement contre le thorax.

Le 19. La paralysie paraît s'améliorer ; un léger relèvement de la main et des doigts est possible. Le pouce reste en adduction, légèrement fléchi; l'extension et l'abduction sont évidemment moins complètes que du côté gauche. Le supinateur et le triceps ne sont pas intéressés. On ne retrouve plus le clonus du poignet. Au repos, pas de tremblement du bras. Quelques petites secousses musculaires disséminées, produisant de légers déplacements des doigts. L'érythème a disparu. Clonus de la jambe gauche. Les muscles des mollets droits sont très diminués de volume. Gâtisme, mais pas de paralysie de la vessie ni du rectum.

L'examen électrique n'a été fait qu'au moyen des courants induits. Les numéros indiquent la graduation en millimètres de l'appareil; on obtient la contraction minima aux degrés suivants :

Long extenseur propre du pouce......................	77
Court extenseur propre du pouce......................	77
Extenseur long abducteur du pouce....................,	90
Extenseur propre de l'index......................	85
Extenseur commun......................	90
Premier radial......................	92
Deuxième radial......................	86
Cubital postérieur......................	90
Triceps......................	86
Extenseur propre du petit doigt......................	85
Long supinateur......................	95

Le 26. Amélioration progressive de la paralysie du bras droit et persistance des mouvements choréiformes; l'ulcération de la cuisse gauche guérit.

7 avril. De la paralysie reste une légère difficulté d'abduction du pouce. Le relèvement actif du poignet est incomplet, mais il est facile et indolore passivement; persistance des mouvements choréiformes. Élévation du bras droit incomplète passivement et activement. Résistance aux mouvements provoqués.

La peau de la main droite est lisse et blanche, les doigts paraissent enflés. Sensibilité normale.

Le 8. Quelques petites vésicules sur la fesse gauche. Les petites tumeurs observées précédemment persistent encore.

12 avril. La malade était un peu abattue hier et très rouge. Même état d'ailleurs. La percussion des tendons rotuliens produit une violente contraction de tous les muscles de la cuisse, extenseurs et fléchisseurs. Tremblement épileptoïde bilatéral. Mains dans le même état, sensibilité intacte. Raideur de l'épaule et rigidité du biceps droit.

18 avril. Il existe depuis hier, sur la face postéro-externe de l'avant-bras, du coude au tiers moyen du membre, une douzaine de vésicules, la plupart allongées, étroites, en séries linéaires à la partie supérieure, plus isolées et arrondies au-dessous. Elles contiennent un liquide clair et sont bordées d'une auréole rouge très étroite. Elles ont débuté hier par des petites plaques rouges, non saillantes. Ni douleur ni anesthésie.

Les triceps fémoraux paraissent beaucoup diminués de volume. Le poignet arrive presque à se mettre dans le prolongement de l'avant-bras. La flexion dorsale est possible passivement, mais douloureuse; l'abduction du pouce est plus étendue.

23 avril. Les vésicules se sont flétries en moins de quarante-huit heures : la peau reste pigmentée au niveau des cicatrices. Léger gonflement de la face dorsale du carpe, rappelant la tumeur dorsale du carpe. Mouvements du poignet douloureux. D'ailleurs, état absolument stationnaire.

4 mai. La malade paraît un peu affaissée, quoiqu'elle réponde aux questions et obéisse aux ordres comme d'habitude. Il existe une parésie faciale gauche; les traits sont tirés à droite, au repos et dans le rire; le côté gauche de la figure est aplati, la commissure abaissée. Rien de particulier dans les muscles, d'un côté ni de l'autre.

Le 5. Il ne reste aucune trace de la paralysie faciale. En examinant la jambe droite, on perçoit quelques craquements dans le genou.

OBS. 15 (PERSONNELLE). — *Paralysie générale caractérisée par l'affaiblissement intellectuel, l'agitation, l'inégalité pupillaire, les accrocs dans la parole. Raideur musculaire. Contracture des membres inférieurs en flexion. Trépidation épileptoïde. Escarres. Marasme. —* AUTOPSIE. *Adhérences méningées. État lacunaire des noyaux lenticulaires. Granulations épendymaires. Dure-mère spinale épaisse. —* Schw..., 33 ans, fleuriste, mariée. Entrée le 19 novembre 1889. Asile de Villejuif, service du D* Briand.

Antécédents héréditaires. — Rien d'anormal chez les grands-parents. Père alcoolique. Sa sœur a été internée pendant quelque temps pour du délire mégalomaniaque.

Antécédents personnels. — Fit un premier séjour à Sainte-Anne, en 1881, pour du délire mégalomaniaque. Ni syphilis ni alcoolisme. Asymétrie faciale.

Le 11 novembre 1889, elle est arrêtée pour vol. Elle présentait, d'après les certificats médicaux, des troubles de la sensibilité générale, des préoccupations hypochondriaques, des idées mystiques. Conscience incomplète de ses actes, actes enfantins, indifférence, idées vagues de grandeur. Elle ne présentait pas, à ce moment, d'inégalité pupillaire; celle-ci devint évidente un an après (novembre 1890). Légère hésitation de la parole. La malade sort au bout de quelque temps sur les instances de son mari. A cette époque, l'écriture est remarquablement correcte. Elle rentre en janvier 1891 et son certificat porte : affaiblissement intellectuel. Divagations ambitieuses. Idées délirantes de richesse et de progéniture extraordinaire. Elle a cent enfants. Accrocs dans la parole. Pupilles inégales. La malade, très agitée, est mise en cellule. La marche est incertaine, mais pas incoordonnée. Elle se traîne par terre dans sa cellule. Se tient souvent recroquevillée dans un coin; peu à peu, raideur et résistance musculaire de plus en plus accentuées dans les mouvements passifs. Diarrhée persistante (il y avait en ce moment dans l'asile une épidémie de diarrhée).

La malade s'alite dès le 26 janvier, à la suite d'une brûlure accidentelle, et, à partir de cette époque, s'établit graduellement de la contracture des membres inférieurs. Au mois de juin de la même année (nous trouvons cette note relatée dans l'observation de M. le Dr Briand) : contracture des jambes sur les cuisses, par atrophie probable des muscles antagonistes, donnant à la malade l'attitude d'une contracture par compression de la moelle. Pas de trépidation épileptoïde.

Février 1893. Nous trouvons la malade très amaigrie, au dernier degré de la démence; elle pousse sans cesse des cris inarticulés, son visage grimace et elle tire constamment la langue hors de la bouche. Elle ne parle pas et reste étrangère à la vie de la salle.

Tremblement peu accusé de la langue. Spasmes de l'orbiculaire des lèvres. Tremblement des membres supérieurs. Inégalité pupillaire. Contracture en flexion complète des extrémités inférieures; la jambe fléchie sur la cuisse, la cuisse sur le bassin. On peut étendre légèrement la jambe sur la cuisse sans arriver à l'angle droit.

Légères contractions musculaires par la flexion brusque du pied; on ne peut les considérer comme de la trépidation épileptoïde.

Réflexe rotulien aboli (?); réflexes du poignet et du coude exagérés. Réflexe pupillaire aboli. Inégalité pupillaire, G. > D. Excitation violente. Grand gâtisme. Escarres sacrées récentes.

2 mars. Pas de changement dans son état.

Le 11. La malade s'affaiblit, elle crie beaucoup moins, est moins agitée. T. 38°. Au repos et dans les mouvements volontaires et provoqués, on constate, quand on soulève les membres par leur extrémité, une sorte de trépidation épileptoïde, accusée surtout au membre supérieur droit. Les membres supérieurs sont maintenus dans la demi-flexion par un tonus musculaire exagéré. Les membres inférieurs sont dans le même état. Les muscles de la face se contractent incessamment. La sensibilité est très émoussée ; la malade ne réagit plus et reste inerte. Les escarres se multiplient et grandissent.

La malade va en s'affaiblissant. Mort le 27 mars.

AUTOPSIE, vingt-quatre heures après la mort. — Membres supérieurs en rigidité cadavérique. Membres inférieurs rétractés, ne peuvent être ramenés en extension.

Microscopiquement, les muscles paraissent normaux, l'articulation du genou est absolument saine.

Cerveau. Dure-mère saine. Pie-mère opalescente ; œdème peu considérable. Adhérences siégeant au niveau des lobes frontaux, dans toute leur étendue ; ils sont très profondément lésés. A la circonvolution pariétale ascendante et à la première circonvolution temporale, au niveau de l'extrémité inférieure de la scissure de Rolando, les lésions sont symétriques. Les lobes occipitaux, temporaux et pariétaux, dans le reste de leur étendue, sont à peu près sains.

Petites lacunes miliaires dans le segment externe des noyaux lenticulaires. Dans le plexus choroïde droit, petit kyste multilobulé. Ependymite granuleuse du quatrième ventricule.

Moelle. Dure-mère épaisse, très adhérente par sa face antérieure au canal rachidien. Pas d'autres lésions macroscopiques.

Cœur normal. Aorte athéromateuse. *Rein* et *foie* normaux. Œdème pulmonaire généralisé.

Intestin normal. Utérus et annexes petits, infantiles.

Si nous analysons rapidement ces quatre observations, nous pourrons y suivre le développement de la contracture. Chez notre premier malade, Cl..., nous pouvions encore, quatre mois environ après le début de la contracture, obtenir une extension à peu près complète de la cuisse. Notre seconde observation nous offre l'exemple d'un début presque aigu de la contracture, s'accompagnant de douleurs violentes des genoux. La flexion atteignit d'emblée son maximum aux membres inférieurs. Elle commençait à s'établir au bras droit à la mort de la malade.

L'attitude de la troisième paralytique nous a servi à la description générale ; nous n'y reviendrons pas. Nous ferons cependant remarquer le degré de l'adduction.

La dernière malade en était à la dernière période de l'affection quand nous l'avons vue et reproduisait l'attitude si bien décrite par Bayle.

Dans les membres restés non contracturés les mouvements sont convulsifs, incoordonnés, violents et se font avec une dépense de force exagérée, comme cela est fréquent chez les paralytiques.

La voix participe à cet état spasmodique et les cris inintelligibles poussés par Sch... avaient un caractère impulsif, brusque, comme si le thorax contracté tout d'un coup chassait violemment l'air dans une glotte elle-même contractée.

Nous retrouvons le même caractère dans un autre cas.

Après la mort, la position vicieuse persistait et était difficile à corriger; même après la disparition de la rigidité cadavérique, dans les régions qui n'avaient pas été contracturées, on ne pouvait vaincre la résistance opposée par les muscles postérieurs de la cuisse.

Le fait est noté par plusieurs auteurs.

Contracture localisée au membre supérieur. — Si dans l'immense majorité des cas la contracture débute aux membres inférieurs et y reste localisée, d'autres fois elle s'étend plus tard, nous l'avons vu, aux membres supérieurs, et le malade reste immobile dans son lit, incapable du moindre mouvement volontaire.

Dans des cas plus rares, les membres supérieurs sont pris d'emblée; cette localisation spéciale est due, dans les cas connus, à ce qu'il existait une lésion des cordons postérieurs, en même temps qu'une lésion des cordons latéraux. Nous rapporterons l'observation de Zacher qui est très typique. M. Klippel dit avoir observé une monoplégie brachiale avec contracture, sans donner d'autres détails.

Obs. 16. — Depuis l'automne 1879, céphalalgie. Perte de la mémoire. Somnolence. Avril 1880. Traumatisme de la tête. Depuis l'apparition de la somnolence, troubles plus profonds de l'intelligence, de la parole, douleurs violentes dans la tête. Hébétude, apathie. A l'entrée : aspect typique de la paralysie générale. Parésie faciale gauche. Pupilles inégales, Tremblement des muscles de la face et de la langue, etc... Réflexes patellaires existent, mais aucun trouble de la sensibilité ou de la motilité. Plus tard, maladresse, incertitude de la marche et de tous les mouvements. Disparition des réflexes rotuliens. Diminution de la sensibilité douloureuse des deux jambes. Tremblements dans les mouvements brusques. Attaques paralytiques avec manifestations variées. Troubles profonds du langage. Apathie profonde; puis tension et raideur musculaire des extrémités supérieures et des muscles de la main. Contracture en flexion des deux bras. Exagération des réflexes des membres supérieurs. Pas de symptômes spasmodiques des membres inférieurs. Décubitus. Miction involontaire (?), diarrhée·

Paralysie flasque des jambes. Mort. — AUTOPSIE. *Peu de troubles de la pie-mère. Adhérences à l'écorce. Atrophie considérable et sclérose du cerveau. Moelle dure, coloration grise des cordons postérieurs et du cordon latéral. Dégénération des deux côtés dans les cordons pyramidaux et postérieurs. —* ZACHER. *Arch. für Psychiatrie,* 1884, cas IV. — Zimmermann, journalier, né en 1851, reçu le 15 juin 1881, mort le 29 décembre 1882. Aucun antécédent. En 1879, céphalalgie, perte de mémoire, somnolence, lenteur de la parole. Six semaines avant son entrée, il reçut un coup sur la tête; perte de connaissance, progression rapide des symptômes. — *État actuel.* Apathie du visage. Pupille G. > D. Parésie faciale gauche, réaction pupillaire normale. Tremblement fibrillaire de la face de la langue. Accrocs dans la parole, mal articulée; son nasal de la voix. Grincements des dents, mouvements de déglutition. Pas de tremblement des mains; marche les jambes écartées. Réflexes conservés. Pas de troubles de la sensibilité. Démence, apathie, idées de grandeur. Plans absurdes. Aggravation des symptômes : parésie droite; léger vacillement.

Janvier 1882. Idées hypochondriaques. Abolition des réflexes et de la sensibilité des membres inférieurs. Le réflexe crémastérien existe. Tremblement de la face et du membre gauche dans les mouvements passifs brusques. La marche devient plus incertaine, ainsi que les mouvements des membres inférieurs, où il existe des tremblements, surtout à droite.

22 août. Attaques apoplectiformes, déviation de la tête à droite; parésie gauche avec secousses cloniques du côté gauche, de la face et du bras gauche; hémianesthésie gauche; à droite, les réflexes sont exagérés. Tension musculaire, convulsibilité exagérée de la jambe. Des secousses cloniques du quadriceps se produisent par le chatouillement du pied. Absence des réflexes rotuliens, du réflexe palpébral gauche. Vomissements.

Le 23. Mouvements de préhension automatiques et secousses du bras gauche. Début d'escarres de la fesse droite. Fièvre. Pouls, 96.

Fin août. Disparition des signes paralytiques. Maladresse et lourdeur de tous les mouvements. Station possible, mais marche très difficile. Gâtisme sans paralysie des sphincters. Tremblement dans les mouvements actifs et passifs brusques.

15 novembre. Nouvelle attaque apoplectiforme. Parésie, secousses cloniques. Raideur et résistance des membres droits. Tremblement dans les mouvements passifs; blépharospasme droit.

Augmentation des contractions à gauche, quand on excite mécaniquement le côté gauche. Réflexe rotulien absent. Réflexes des membres supérieurs légèrement exagérés, réflexe crémastérien nul et réflexe plantaire faible à gauche. Fièvre.

Le 30. Les phénomènes moteurs ont disparu. Apathie. Gâtisme sans qu'on puisse affirmer la parésie vésicale; parole nasillarde. Articulation des lettres imparfaite : les syllabes et les mots sont tronqués. Vibration et secousses de la face. Aux deux bras, tendance à la contracture et à la tension musculaire dans les mouvements passifs, lesquels s'accompagnent d'un fort tremblement. Les mouvements actifs deviennent incertains, légèrement tremblants; aux extrémités inférieures, mouvements passifs des plus faciles. La musculature est flasque au repos. Le malade peut faire quelques pas, mais très maladroitement. Couché, il meut très bien ses jambes et la force motrice ne paraît pas diminuée.

7 décembre. Légère attaque : contractions irrégulières de la main et des doigts du côté gauche, avec légère hémiparésie et hémianesthésie. Réflexe crémastérien absent à gauche; raideur musculaire à droite, T. 39°. Pouls, 112. Le lendemain tout a disparu.

Le 9. Grande attaque : parésie gauche avec secousses de la main, de la face et de la cuisse, s'exagérant par les excitations cutanées. La sensibilité, les réflexes crémastériens ont disparu à gauche; raideur et tension musculaire passive beaucoup plus accentuée au bras qu'à la jambe.

Le 11. Les secousses continuent, la musculature du bras gauche est très contracturée et il est appuyé fortement contre le thorax. Raideur de la nuque. Réflexe palpébral nul à gauche. A droite, même état que hier.

Le 12. Double rétrécissement du champ visuel, surtout à gauche.

Le 16. Les secousses ont disparu. Contracture en demi-flexion des bras, l'extension en est assez facile, l'abduction beaucoup moins, on sent la musculature rigide. Cependant il existe quelques mouvements actifs, lents et tremblants. Tremblement considérable dans les mouvements passifs, raideur de la nuque; les jambes sont sans trace de rigidité, si ce n'est un peu de résistance dans les mouvements passifs; les réflexes tendineux y sont absents, tandis qu'ils sont assez exagérés aux membres supérieurs. Anesthésie des deux jambes. Œdème des pieds. Pas d'albumine.

Les jours suivants, les contractures varient un peu d'intensité. Quelques secousses dans le bras et la moitié de la face gauche.

Le 25. Attaques. Déviation de la tête et des yeux à gauche, raideur de la nuque. Pupille G. > D.; d'ailleurs, même état que le 16 décembre.

Hyperexcitabilité musculaire, escarres du sacrum et du pied gauche. Marasme. Mort.

AUTOPSIE. — Atrophie cérébrale et adhérences généralisées, moins accentuées sur les circonvolutions pariétales et centrales. Hydropisie ventriculaire. Épendymite granuleuse; corps calleux atrophié, réduit à une mince membrane. Toile choroïdienne très adhérente aux tubercules quadrijumeaux très aplatis. La substance grise et la substance blanche à son voisinage sont molles. La substance centrale a la consistance du cuir et est pâle. Adhérence de la dure-mère au rachis. Moelle dure; cordons postérieur et latéral droit grisâtres.

Adhérences pleurales. Congestion pulmonaire. *Reins*: Substance corticale trouble; pyramides congestionnées.

Examen microscopique. — Corps granuleux nombreux dans les faisceaux pyramidaux, le droit surtout. Dans les cordons postérieurs on en trouve autour des vaisseaux. Les cordons antérieurs et antéro-latéraux en sont indemnes dans la moelle cervicale supérieure; il n'y en a qu'autour des vaisseaux, dans les cordons postéro-latéraux et de Goll. Sauf dans la région cervicale, lésions de fibres

avec cylindre-axe variqueux, myéline en boules et nombreuses cellules arai
gnées. Pour l'écorce, même lésion que Klinger.

Après durcissement, lésions des cordons latéraux à peu près limitées aux
faisceaux pyramidaux, semblables au cas de Klinger. Lésions plus accentuées à
droite, seul côté où elles dépassent la décussation. Elles s'arrêtent au pédon-
cule gauche. Rien dans les faisceaux pyramidaux. Les lésions des cordons
postérieurs disparaissent peu à peu dans la moelle cervicale supérieure. Les
zones radiculaires sont très malades à la partie inférieure, peu atteintes à la
partie supérieure, où le cordon de Goll reste intact. Épaississement moyen des
tuniques vasculaires avec légère infiltration cellulaire. Dans les autres cordons,
pas de lésions notables du tissu interstitiel.

Dans la substance grise, état vacuolaire d'un certain nombre de cellules des
cornes antérieures. Lésions d'œdème dans les régions inférieures, moins accentuées que dans le cas de Klinger. De même pour le cerveau, mais les lésions y
sont moins accentées, particulièrement la néoformation de cellules araignées.
Rares cellules granuleuses dans la substance blanche, plus abondantes au niveau
de la couronne rayonnante du lobe paracentral et de la circonvolution pariétale
ascendante.

Nous joignons à cette observation une courte note tirée de la thèse
de Renaud concernant un cas qui nous paraît avoir cliniquement
quelque analogie avec le précédent.

Obs. 17. — *Contracture du bras. Parésie des membres inférieurs.*
— Renaud, thèse, Paris, 1893, obs. XII (service du Dr Magnan). —
R..., 28 ans, tailleur d'habits.

Paralysie générale à la période d'état. Inconscience de sa situation. Affaiblissement intellectuel. Pas de délire. Perte de la mémoire. Le malade est incapable
de faire le plus petit calcul mental. Excitation par intervalles. Idées d'évasion.
Alcoolisme. Inégalité pupillaire : G. > D. Mydriase à gauche. Demi-contracture
en flexion et en pronation de l'avant-bras. Mains fléchies, pouces en opposition.
Mouvements spasmodiques continuels du pouce et de l'index de la main droite.
Parésie très accentuée des membres inférieurs. Le malade a beaucoup de peine à
se tenir debout. La marche est particulièrement pénible et chancelante. La face
est constamment agitée de contractions, le visage grimace ; il paraît y avoir un
certain degré de parésie faciale du côté droit. Réflexes tendineux très exagérés,
surtout à droite et aux membres supérieurs. Réflexes pupillaires très affai-
blis à la lumière et normaux à l'accommodation. Réflexe plantaire cutané très
exagéré.

État des réflexes a la période d'état. Troubles trophiques.
Sensibilité. Etc., etc. — Quelles modifications se produisent dans l'état
des réflexes et spécialement des réflexes tendineux à la période d'état,

quand aux rigidités spasmodiques ont succédé les contractures permanentes? Persistent-ils ou ont-ils disparu? Sur ces membres, qui ont l'apparence de membres ankylosés (l'erreur a été faite), on peut constater que l'*altération des réflexes* persiste à la période des contractures. Elle consiste en exagération ; mais il arrive que l'intensité de cette contracture ne permet plus au déplacement du membre de se produire, bien que le triceps, pour ne parler que du réflexe rotulien, se contracte avec violence. Bien mieux, la percussion des tendons, du tendon rotulien en particulier, produit la contraction violente et inefficace, non seulement du triceps, mais des antagonistes contracturés de la face postérieure de la cuisse. D'ailleurs, si le réflexe rotulien ne peut plus se manifester, celui du tendon d'Achille, grâce à l'intégrité relative des muscles de la jambe, persiste avec son exagération, et cela, à la dernière période de la maladie. Il en est de même pour les réflexes des membres supérieurs.

L'*hyperexcitabilité musculaire* persiste longtemps, indéfiniment, autant que la contracture; quand la percussion du tendon ne produit pour ainsi dire qu'une contraction musculaire relativement faible, la percussion du muscle lui-même y donne encore lieu. Chez Na... (obs. 14), nous avons noté à une certaine période qu'un simple frôlement de la peau de la cuisse donnait lieu à une contraction en masse de tous les muscles de la cuisse du côté droit; on retrouve cette constatation dans d'autres observations. A une période avancée de la maladie, la contractilité idio-musculaire s'atténue, comme on peut le voir dans l'observation, atténuation qui marque peut-être l'entrée en scène de l'atrophie musculaire et qui en serait le premier indice ; nous regrettons de ne pouvoir donner sur la marche de cette atrophie, d'ailleurs indéniable, les renseignements plus exacts que nous aurait fournis un examen électrique complet.

Le réflexe abdominal persiste, de même que le réflexe plantaire ; la recherche de ce dernier peut donner lieu à des contractions irrégulières des muscles non contracturés de la jambe et au relèvement réflexe du pied ; le fait est bien net dans l'observation 14.

Nous ne pourrions guère que répéter, au sujet des autres phénomènes moteurs, ce que nous avons déjà dit à propos de la première période de rigidité ou de contracture transitoire. Chez nos malades contracturés, nous voyons avec la contracture coexister les tremblements fibrillaires, les secousses irrégulières de groupes de muscles ou de certains muscles isolément, le *tremblement épileptoïde* provoqué ou spontané, les mouvements athétosiques et choréiformes. La malade Na... est un bel exemple de ces derniers symptômes. Dans les muscles complétement contracturés, on ne constate plus au repos que des mouvements fibrillaires plus ou moins intenses ; mais dans les mouvements commandés, et plus encore dans les mouvements passifs, brusques, on y voit apparaître des secousses musculaires d'intensité extrêmement variable. Mais c'est surtout dans les muscles qui commencent à se contracturer que cette dernière manœuvre donne des résultats nets. Le fait est plus d'une fois noté dans les observations.

L'existence du tremblement épileptoïde, qui, en somme, est la règle, n'est pas constatable à tous les examens qu'on fait d'un même malade ; mais, avant d'admettre cette irrégularité dans sa présence, il faut tenir compte des difficultés de l'examen de paralytiques généraux et des résistances qu'ils opposent. De plus, il s'y joint des secousses irrégulières des muscles de la jambe, — le fait était des plus nets chez Sch... — ce qui trouble pour ainsi dire la pureté du phénomène du pied. Faut-il introduire théoriquement autre chose que l'influence des centres spinaux, nous voulons dire une influence cérébrale ? Nous ne pouvons guère répondre à cette question. C'est l'opinion qu'émettait il y a longtemps Foville, avec la plus grande vraisemblance (1).

Dans les différentes observations que nous présentons, il n'est pas noté que le tremblement épileptoïde se transmette d'un côté à l'autre ; dans un cas, les secousses se transmettaient au bras et à la face du même côté, sous forme de tremblements convulsifs.

D'autre part, il apparaît dans certains cas que l'athétose ou l'hémichorée ont précédé l'établissement de la contracture permanente, à la façon de l'hémichorée pré-hémiplégique ; ce rapprochement est un peu risqué peut-être. Mais cependant la malade Na..., dont l'histoire est si complexe, on le voit, est un exemple des plus frappants de faits de ce genre, rares d'ailleurs. Après avoir présenté pendant plusieurs semaines des mouvements anormaux réunissant le caractère de l'hémichorée, de l'athétose et d'un tremblement convulsif, le bras droit

(1) *Annales médico-psychologiques*, 1877, p. 5.

est actuellement, après plus d'un mois, le siège d'une contracture en adduction encore incomplète.

Nous ne parlerons pas ici de la paralysie des extenseurs de la main qui accompagne ces phénomènes ; disons seulement que, malgré cette paralysie, malgré la contracture, les mouvements athétosiques persistent. Ils existent aussi du côté opposé, mais sont infiniment moins intenses ; ces faits sont exposés avec suffisamment de détails dans l'observation pour que nous n'insistions pas.

A la période d'état, la *sensibilité* à la douleur nous a paru parfois exagérée : la malade Na..., et la malade Po..., toutes deux à des périodes différentes de l'affection, ont présenté une hyperesthésie indéniable ; d'autre part, chez Cl..., et Sch.., on constata une certaine anesthésie. Chez Po..., disons-le en passant, nous trouvons sur des coupes de la moelle des lésions, peu avancées il est vrai, des cordons postérieurs, mais des plus nettes, s'étendant jusque dans la moelle cervicale.

Voici donc des malades dont l'examen, à différentes périodes de leur affection, nous donne des résultats contradictoires. On sait bien, d'ailleurs, la difficulté d'apprécier les phénomènes sensitifs chez les paralytiques généraux : c'est ce qui explique le silence des observations sur la sensibilité tactile ou thermique.

Zacher a noté dans un cas la perte du sens musculaire (obs. 14). On peut admettre que cette perte du sens musculaire doit exister en présence de l'incoordination parfois considérable des mouvements ; mais elle n'est guère cliniquement contestable.

Nous n'avons jamais eu à constater de *paralysie des sphincters* à proprement parler ; comme les auteurs l'ont noté, d'ailleurs, c'est la démence seule qui est cause du gâtisme des malades. Dans deux observations (obs. 4 et 5), Zacher a constaté l'incontinence d'urine sans pouvoir affirmer qu'il y eût paralysie vésicale ; chez notre malade C... (obs. 12), il existait de la rétention, peu durable d'ailleurs, car le malade urinait spontanément au bout de vingt-quatre heures.

Nous comparerons ces faits à ce qui se passe dans les méningo-myélites syphilitiques, d'après la thèse de Sottas :

« Au début, dit-il, existe souvent une rétention d'urine suivie d'incontinence ; lorsque l'affection est à sa période d'état, les sphincters ne laissent pas écouler continuellement l'urine, mais la miction se fait par instants, spontanément, sans force, rarement sans que le malade soit averti par aucune sensation, mais en dehors de sa volonté. D'autres fois, l'urine s'amasse dans la vessie malgré les efforts du malade (1). » Les troubles sphinctériens de nos paralytiques sont vraisemblablement du même ordre.

Les *symptômes oculaires* n'offrent rien de particulier chez nos malades, au point de vue des réflexes pupillaires, et nous ne croyons pas devoir y insister. L'examen du fond de l'œil, fait en un seul cas, a donné un résultat négatif, si ce n'est qu'il a fait voir une pigmentation de la rétine qui se rencontre chez des individus normaux. Il n'a été noté que rarement des paralysies des muscles externes de l'œil.

On peut observer encore *des troubles trophiques* ; mais ils n'ont rien de spécial dans le cas présent; la peau des membres inférieurs devient lisse et brillante, ou bien, au contraire, rugueuse, avec perte d'élasticité et desquamation. Chez une malade que nous n'avons pu observer que peu de jours avant la mort, il y avait au pied droit un mal perforant de la tête du premier métacarpien ; l'os était touché ; il n'existait à cette époque qu'une légère contracture de la jambe du côté droit. Les ongles peuvent être amincis, cannelés. Les escarres se produisent chez nos malades à la période terminale, comme chez les autres paralytiques généraux. Rien de particulier quant à leur siège.

Il peut y avoir aussi des *troubles vaso-moteurs*. Les pieds et les mains sont parfois froids et cyanosés ; dans une observation, nous voyons les accidents commencer par des phénomènes du doigt mort, puis du bras mort, si on peut s'exprimer ainsi. Chez la malade Na... (obs. 14), on voit apparaître fréquemment des plaques érythémateuses plus ou moins étendues qui paraissent et disparaissent très rapidement : elles siègent dans les points les plus variables et ne s'accompagnent pas de chaleur de la peau ni d'élévation de température; chez la même malade, on constate, nous semble-t-il, une paralysie vaso-motrice plus accentuée du côté le plus contracturé.

Nous dirons un mot en dernière ligne des *manifestations articulaires*. Nous avons toujours eu soin, à l'autopsie, d'ouvrir les articulations. Dans l'autopsie de Sch... (obs. 15), rien à noter. Les genoux

<hr>

(1) SOTTAS. *Contribution à l'étude anatomique et clinique des paralysies spinales syphilitiques.* Thèse, Paris, 1894, p. 192.

de Po... (obs. 13) contenaient une certaine quantité de liquide séro-sanguinolent ; rappelons que, dans le cours de son affection, cette malade avait éprouvé, pendant plusieurs semaines, de violentes douleurs dans les genoux. D'autres articulations ouvertes par comparaison ne présentaient rien de semblable. Chez Cl... (obs. 12), les synoviales des deux genoux, épaissies et comme œdématiées, étaient parsemées de petites hémorrhagies punctiformes très nombreuses. Il n'y avait aucune autre lésion. Toutes les autres articulations étaient saines. Zacher a trouvé une arthrite hémorrhagique du genou dans son observation. Il y a peut-être là une infection secondaire avec escarres. Notre malade Na... (obs. 14) présente depuis quelque temps des craquements dans le genou gauche dont les mouvements sont des plus douloureux. On le voit donc, on constate ici des symptômes sans importance bien grande, croyons-nous, répondant à des lésions au moins très superficielles.

Au point de vue mental, la paralysie générale suit son cours, interrompu parfois par des attaques qui ne présentent pas non plus de caractères spéciaux ; les malades meurent dans la démence complète, n'ayant plus qu'une vie absolument végétative.

CHAPITRE VI

Syndrome de la sclérose latérale amyotrophique succédant à la contracture permanente.

Chez tous les malades dont nous avons tenté de tracer l'histoire clinique, la contracture permanente, une fois établie, persiste jusqu'à la mort, qui survient tantôt au moment où seuls les membres inférieurs étaient atteints, ou quand la contracture s'était étendue à un seul ou aux deux membres supérieurs et à la nuque. Mais il paraîtrait que l'évolution de l'affection puisse ne point s'arrêter là, et nous croyons devoir citer *in extenso* une observation unique de Zacher, où, après le développement d'une contracture généralisée, on vit apparaître peu à peu les symptômes d'une atrophie musculaire qui envahit d'abord les membres inférieurs et avait atteint en partie les membres supérieurs quand la mort survint.

Obs. 18. — *Syphilis. Parésie transitoire des membres inférieurs. Symptômes caractéristiques de paralysie générale. Affaiblissement intellectuel. Embarras de la parole, inégalité pupillaire. Strabisme. Réflexes rotuliens exagérés. Marche de plus en plus spasmodique. Rigidité musculaire. Tremblement épileptoïde. Contracture en flexion des membres inférieurs, contracture de la nuque. Ictus répétés. Contracture des membres supérieurs. Paralysie flasque progressive des membres inférieurs; atrophie musculaire surtout des triceps fémoraux; puis des mains. Attaques épileptiformes. Dyspnée. Mort. — Autopsie. Atrophie du cerveau. Pie-mère épaissie non adhérente. Atrophie diffuse des cellules pyramidales de l'écorce. Encéphalite interstitielle. Dégénération des faisceaux pyramidaux croisés, nettement limités à l'entrecroisement des pyramides. Atrophie d'un certain nombre de cellules des cornes antérieures. Pas de lésions des racines antérieures. Atrophie fasciculaire des nerfs périphériques. Atrophie musculaire.* — ZACHER. Neurolog. Centralbl., 1886, p. 650. — Aug. G..., marchand de bois, célibataire, âgé de 30 ans. Entré le 31 juin 1884, mort le 17 mars 1885. C'était un commerçant intelligent et actif. Pas d'antécédents héréditaires. En 1870, il contracte la syphilis. Six ans après, survient un peu de difficulté de la parole et de la faiblesse des jambes. Ces symptômes s'améliorent par le traitement spécifique.

Depuis un an, il fait des sottises dans ses affaires, devient puéril, négligé dans sa mise ; en même temps, la parole devient peu à peu embarrassée. L'hiver dernier, traitement mercuriel sans résultat. Depuis quelques semaines, excitation. Il veut se marier ; une foule d'idées de grandeur font leur apparition ; il est d'une humeur gaie, exubérante.

A son entrée, air hautain, parle de ses royaumes, fait des plans de voyage; il est d'une force colossale. La pupille droite est plus large que la gauche. Strabisme convergent droit, langue tremblante : parole lente, incertaine, monotone, çà et là quelques accrocs. Démarche très traînante et spasmodique; réflexes rotuliens exagérés. Pas de troubles de la sensibilité à la douleur.

Bientôt, l'excitation et l'agitation augmentent, de sorte qu'il faut souvent l'isoler. Les troubles du langage s'exagèrent à ce point qu'en août le malade, peut à peine prononcer quelques mots compréhensibles. A la fin de l'année, le langage n'est plus qu'un balbutiement incompréhensible. La faiblesse des jambes est telle, que le patient ne peut se tenir debout qu'appuyé au mur. Affaiblissement psychique considérable et démence profonde.

Au commencement de 1884, son état est le suivant : Inégalité pupillaire. Strabisme convergent droit. Tremblement de la langue, parole presque impossible, le malade n'émet que des sons inarticulés. Pas de dysphagie. Parésie des extrémités inférieures; il peut cependant encore faire quelques pas s'il est soutenu. D'ailleurs, la marche a un caractère spasmodique bien net : les genoux sont légèrement fléchis, le malade ne marche presque que sur la pointe des pieds et élève à peine le pied au-dessus du sol. On sent les muscles durs et contracturés; les mouvements passifs rencontrent une résistance très vive. Les mouvements des bras sont lourds et maladroits, mais il n'y a pas de tremblement. Comme aux membres inférieurs, il se produit une forte tension des muscles dans les mouvements passifs brusques. Exagération considérable des réflexes rotuliens. Tremblement épileptoïde bilatéral. La piqûre d'épingle paraît bien sentie partout. Un examen bien approfondi d'un malade complètement dément, toujours agité et résistant, est impossible. Des jours entiers, il pousse d'une façon monotone des cris inarticulés. Il se souille sans cesse, sans cependant avoir de paralysie des sphincters.

Cet état persiste, somme toute, les mois suivants, sauf que la rigidité musculaire des extrémités inférieures augmente et se transforme de plus en plus nettement en une contracture en flexion des jambes. En outre, il se produit parfois une attitude raide, invincible, de la tête, que le patient tient des heures entières libre, soulevée au-dessus de l'oreiller. En octobre, pendant trois jours, série d'attaques surtout épileptoïdes, qui sont accompagnées de paralysie transitoire de certains membres. Après les attaques, les contractures des membres inférieurs s'accentuent. Les cuisses sont en adduction et fléchies fortement, ainsi que les genoux, de sorte que leur face antérieure touche presque la paroi abdominale. L'extension passive n'est possible qu'incomplètement et à grand'-peine. Les muscles sont saillants, très contracturés. Les extrémités supérieures montrent une tendance à la contracture ; du moins les deux membres supérieurs restent étroitement appliqués sur le thorax, l'avant-bras en flexion sur le bras ; cependant les mouvements actifs sont encore possibles, quoique un peu lourds ; le malade accompagne souvent ses cris d'un claquement des mains. Mais on rencontre une vive résistance dans les mouvements passifs. Le réflexe cubital est net ; les muscles sont bien développés. La tête et le cou sont tenus raides, et les mouvements passifs n'en peuvent être obtenus que difficilement. Vive réaction douloureuse à la piqûre. Réflexes plantaires vifs. Du reste, le malade présente l'aspect de la démence très avancée et sa vie intellectuelle est réduite à la plus simple expression.

Au début de 1885, on remarque que la contracture des jambes est moins difficile à vaincre et que les membres étendus passivement restent quelque temps dans cette position. En même temps, la musculature est évidemment moins fortement contracturée qu'auparavant et on la sent par places assez molle. La cuisse droite est plus grosse que la gauche. Les réflexes rotuliens sont encore forts. Par contre, on ne rencontre plus le tremblement épileptoïde. Aux membres supérieurs, la position en contracture et la résistance aux mouvements passifs persistent. L'agitation incessante et l'état mental du malade ne permettent pas l'examen de la sensibilité.

Dans le cours des semaines suivantes, la flaccidité musculaire augmente encore aux membres inférieurs, de sorte qu'ils restent maintenant dans l'extension ; soulevés au-dessus du plan du lit, ils retombent flasques. Les mouvements volontaires en semblent impossibles. En outre, il se développe aux deux jambes une atrophie étendue de la musculature, atteignant tous les muscles, mais accentuée surtout à la face antérieure des deux cuisses. Aux membres supérieurs, la rigidité et la tension musculaire diminuent également progressivement et l'on constate surtout une atrophie des muscles de la main.

15 mars. Nombreuses attaques paralytiques, spécialement épileptiformes, suivies de coma profond pendant lequel on constate que le malade est inerte, ne réagit plus à aucune excitation. L'œil droit est un peu moins ouvert que le gauche ; la pupille droite est plus grande que la gauche. Disparition du réflexe lumineux, du clignement réflexe ; le regard est dirigé à droite. Nystagmus : le déplacement des globes oculaires se fait de la ligne médiane vers la droite. Pas de parésie faciale. Aux extrémités supérieures, çà et là, de petites secousses circonscrites. Le bras droit est en légère flexion ; mais, soulevé, il retombe inerte. Les mouvements passifs sont faciles à produire. La jambe droite est également paralysée ; tous les mouvements passifs en sont faciles, sauf l'abduction de la cuisse, qui rencontre une résistance puissante. Le bras gauche est contracturé en flexion et les mouvements passifs en sont difficiles encore ; le membre inférieur gauche ne présente une légère résistance aux mouvements passifs qu'au

niveau de la hanche, mais retombe inerte. Les muscles des membres inférieurs, sauf les adducteurs, qui présentent encore un certain tonus, sont absolument flasques. L'atrophie d'ailleurs généralisée est surtout accentuée à la cuisse. Aux membres supérieurs les muscles sont partout fermes et durs, mais aux deux mains et à l'avant-bras du côté de l'extension il y a une atrophie évidente. Le ventre est plat et rétracté, les côtes inférieures font une forte saillie. La sensibilité à la douleur est nulle. Absence du réflexe plantaire et du réflexe cornéen.

Réflexe rotulien très faible à droite, un peu plus fort à gauche. Aux deux bras, les réflexes sont faibles, l'excitabilité des muscles n'est pas exagérée.

On ne peut faire l'examen électrique que par les courants induits; ils donnent une secousse évidente aux points suivants :

Nerf radial droit, au 110 de la graduation de la bobine.

Nerf radial gauche, au 90.

Nerf médian droit, au 180.

Nerf médian gauche, au 160.

Nerf cubital droit, au 112.

Nerf cubital gauche, au 110.

Les deux nerfs cruraux ne donnent pas la moindre secousse quand les deux bobines sont complètement emboîtées. Il en est de même des nerfs péroniers. L'excitabilité électrique des muscles est très diminuée aux bras, tandis que, aux jambes, elle a presque entièrement disparu.

Le coma persiste jusqu'à la mort, avec température de 89°. La mort survient au milieu de symptômes dyspnéiques.

AUTOPSIE. — Crâne épais ; en plusieurs points, adhérences de la dure-mère avec la face interne du crâne. La cavité subdurale est dilatée et contient une grande quantité de liquide clair. Du reste, pas d'autres lésions de la dure-mère. Pie-mère épaissie sur toute la convexité, opaline, et, par places, infiltrée de masses gélatineuses. Au niveau du lobe occipital, les lésions sont minimes. A la base, grosses lésions de la pie-mère au niveau de la fosse sylvienne et dans les parties antérieures du cervelet, tandis qu'elles sont moindres sur les lobes orbitaires et les lobes pariétaux. Aucune adhérence de la pie-mère à l'écorce. Atrophie considérable des circonvolutions, le lobe occipital excepté. Les régions frontale et centrale sont les plus atteintes. Sur la coupe, les ganglions de la base sont assez petits; il semble que le segment externe du noyau lenticulaire droit soit égal à peine à la moitié du gauche. L'écorce est évidemment amincie, assez pâle et exsangue. Le reste de la substance du cerveau est peu congestionné et d'une consistance assez ferme ; épendyme du quatrième ventricule granuleux. Bulbe et protubérance sans lésions apparentes. De même, la moelle à la coupe ne présente rien d'anormal d'une façon évidente. La pie-mère en est épaissie régulièrement à un degré moyen. Athérome de l'origine de l'aorte. Pneumonie hypostatique droite. Pas d'adénites.

Examen microscopique. — Atrophie évidente et parfois très avancée des fibres à myéline dans toute l'écorce cérébrale, accentuée surtout dans les régions antérieures du cerveau. De même, notable atrophie des fibres de la substance blanche subcorticale, et particulièrement dans la capsule externe, tandis que dans la capsule interne cette lésion ne paraît pas exister sûrement. De plus dans tout le cerveau, et surtout dans l'écorce, lésion avancée des vaisseaux et du tissu interstitiel. Spécialement, forte prolifération de cellules araignées dans les couches profondes de l'écorce. Les cellules ganglionnaires aussi présentent, çà et là, fréquemment des lésions pathologiques avancées. Cependant on trouve encore partout, et même dans les circonvolutions centrales, des cellules d'apparence normale.

La protubérance et le bulbe présentent les mêmes lésions des vaisseaux et du tissu interstitiel, mais ces lésions sont moins avancées que dans le cerveau. Il n'y a pas de lésions notables des noyaux des nerfs et spécialement de leurs cellules. De même, on ne peut reconnaître avec sûreté aucune dégénération des faisceaux nerveux, et spécialement des faisceaux pyramidaux.

Quant à la recherche des cellules granuleuses à l'état frais, elle ne donne qu'un résultat négatif pour la moelle. Après durcissement, il y a évidemment des parties plus claires dans les cordons latéraux qui, au microscope, correspondent aux parties dégénérées des faisceaux pyramidaux. La dégénération, paraissant due à une atrophie simple des fibres, se limite aux faisceaux pyramidaux croisés, le cordon de Turk n'étant pas atteint; elle s'étend à toute la moelle, diminue à la région cervicale et n'est plus visible à partir de la décussation.

Dans toute la moelle, nous trouvons les mêmes lésions vasculaires que dans la protubérance et le bulbe; la névroglie est aussi plus abondante par places à la périphérie, où la pie-mère épaissie adhère çà et là.

Dans la moelle cervicale, et surtout dans le renflement cervical, on rencontre presque sur chaque coupe une ou plusieurs cellules, quelques-unes présentant un aspect quelque peu anormal. Ici, les contours sont effacés, la cellule est comme gonflée; là, les cellules paraissent plus petites, plus dures, comme sclérosées, ce qu'en démontre aussi la coloration plus intense; de plus, elles sont plus ou moins pigmentées, quelques-unes très fortement. Des cellules lésées de la sorte se trouvent dans tel ou tel des groupes cellulaires, parmi lesquels le groupe médial n'est pas particulièrement atteint, et tranchent au milieu de cellules d'aspect normal, en nombre variable. Il n'y a pas apparence d'une diminution du nombre des cellules. On peut aussi trouver des coupes où il n'y a pas de cellules suspectes.

Une altération des fibres à myéline dans les cornes postérieures n'est pas évidente; bien mieux, la méthode de Weigert donnait un riche réseau de fibres les traversant. Mais, dans les préparations à l'hématoxyline, les éléments cellulaires de la substance névroglique paraissent plus nombreux que d'habitude et laissent voir en coupe fine des cellules araignées. Dans la moelle dorsale, même état des cornes antérieures jusqu'au cou; mais les cellules suspectes y sont bien plus rares et les cellules araignées manquent.

Dans la moelle lombaire, les cellules d'apparence anormale sont de nouveau plus nombreuses; mais ici aussi les normales prédominent de beaucoup. Une diminution du nombre de cellules n'est pas constatable, et dans chaque groupe, à côté des quelques cellules pathologiques, il y en a beaucoup d'aspect normal. Le réseau des fibres nerveuses est normal. Les fibres radiculaires antérieures montrent un aspect normal, et on ne peut y constater d'atrophie évidente, ni d'amincissement des fibres.

Examen d'un fragment du nerf médian droit du nerf crural droit, et du quadriceps droit.

Les nerfs qui, à l'état frais, ne paraissaient pas essentiellement lésés, furent durcis dans la liqueur de Müller et colorés d'après la méthode de Weigert et au carmin. Les coupes longitudinales et transversales montrent une atrophie avancée des faisceaux de fibres qui se distribuent inégalement dans la coupe et sont englobés dans des faisceaux d'apparence normale. Les coupes longitudinales surtout sont instructives ; on peut observer sur les fibres fines atrophiques de petits renflements multiples de la myéline semblables à ceux des fibres atrophiées de l'écorce, mais moins accentués. La dégénération est en général plus étendue et plus intense dans le nerf crural que dans le nerf médian ; mais les fibres dégénérées dans chaque faisceau de fibres sont, presque en général, en moindre nombre. Les vaisseaux montrent aussi ici dans les deux troncs nerveux de fortes lésions analogues à celles du cerveau et de la moelle et l'épinèvre paraissait quelque peu plus développé qu'habituellement.

Les muscles examinés présentent les lésions dégénératives connues d'une façon évidente. La plupart des fibres sont amincies, souvent réduites au tiers de leur largeur normale ; en outre, elles montrent un aspect fendillé ou comme pointillé, tandis que la persistance d'une striation transversale nette est rare. En outre, existait une augmentation considérable des noyaux musculaires paraissant partout égale ; il n'y a pas de développement exagéré de tissu connectif entre les fibres musculaires.

Nous ne pouvons mieux faire que de reproduire les réflexions dont l'auteur fait suivre sa remarquable observation. Nous constatons dans ce cas l'apparition précoce, chez un paralytique général, de symptômes spasmodiques dans les membres inférieurs, avec exagération des réflexes et rigidité musculaire. Ces symptômes augmentent d'intensité et finalement il se produit une contracture en flexion des membres inférieurs. Entre temps, ce symptôme apparaît aux membres supérieurs, puis plus tard les contractures et autres symptômes disparaissent aux membres inférieurs ; il s'y développe une paralysie totale, avec atrophie musculaire considérable occupant toute la musculature.

Des phénomènes analogues se passent aux membres supérieurs : parésie et atrophie musculaire, mais sans que les phénomènes spasmodiques s'effacent complètement. Il n'y eut pas d'atrophie des muscles du tronc et de l'abdomen, ni de véritables symptômes bulbaires, car il faut rapporter les troubles précoces du langage au processus cérébral. Notons l'absence de troubles vésico-rectaux. L'examen de la sensibilité ne donne pas de résultats catégoriques. L'autopsie montre les lésions cérébrales classiques. Il y a une dégénération des plus nettes des faisceaux pyramidaux, depuis les lombes jusqu'à la décussation, que la lésion ne dépasse pas.

Les altérations de la substance grise des cornes antérieures sont relativement minimes; c'est au renflement cervical qu'elles sont le plus avancées. Les muscles et les nerfs périphériques examinés sont le siège de lésions dégénératives. Enfin, dans tout le système nerveux central et périphérique, il existe de grosses lésions du système vasculaire et des enveloppes conjonctives.

Le fait le plus remarquable est que, avec des lésions dégénératives avancées des faisceaux pyramidaux et du système nerveux périphérique, il n'y a qu'une lésion relativement minime des cornes antérieures, et l'auteur est en droit d'ajouter que ce cas est absolument exceptionnel.

A ce point de vue, Zacher ne trouve à lui comparer qu'une observation d'Eisenlohr (paralysie atrophique progressive); là encore, avec des lésions minimes des cornes antérieures, il existe de grosses lésions dégénératives des muscles et des nerfs; mais il fait cette réserve qu'il ne peut, comme Eisenlohr, affirmer que les lésions aient été plus intenses à la partie périphérique des nerfs qu'à leur partie centrale.

Nous ajouterons qu'il faut bien noter que les fibres radiculaires antérieures étaient absolument normales. Ce qui distingue encore le cas de Zacher de celui qu'il cite, c'est l'absence de dégénération des faisceaux pyramidaux dans ce dernier.

Faut-il admettre que, dans le cas présent, les cornes antérieures aient été atteintes après le faisceau pyramidal et que les lésions périphériques soient secondaires aux lésions cellulaires? La marche clinique de la maladie paraîtrait le démontrer : il y a eu successivement, abstraction faite des troubles intellectuels, symptômes spasmodiques, puis paralysie flasque. Mais, en présence de la disproportion entre les lésions cellulaires et les lésions périphériques (et plus encore, ajouterons-nous, l'absence absolue de lésions des racines antérieures), ne permettent guère d'admettre ici des relations de cause à effet, nous conclurons avec l'auteur que nous nous trouvons en présence d'un processus diffus, ayant envahi successivement et indépendamment les uns des autres : le cerveau, les cordons pyramidaux, dont la lésion s'arrête si nettement au niveau des pyramides, les nerfs périphériques et leurs muscles et enfin les cellules pyramidales.

Sauf le cas, assez disparate d'ailleurs, cité par Zacher lui-même, nous ne trouvons dans la littérature rien à lui comparer.

Mais les termes employés par Zacher dans le titre de son article : Paralysie générale compliquée de sclérose latérale amyotrophique sont-ils justifiés ? Oui, mais à condition de ne prendre ces termes qu'à leur sens littéral ; car il y a loin de ce cas à la maladie de Charcot ; celle-ci en effet se caractérise par : « Une parésie sans anesthésie des membres supérieurs, accompagnée d'émaciation rapide de l'ensemble des masses musculaires et précédée quelquefois d'engourdissement et de fourmillement. La rigidité spasmodique s'empare à un certain moment des muscles paralysés et atrophiés et y détermine des déformations permanentes par contracture (1).

« Une troisième période est constituée par l'aggravation des symptômes précédents et par l'apparition des symptômes bulbaires.

« Ces trois phases se succèdent dans un court espace de temps. Six mois, un an après le début, tous les symptômes se sont accumulés et plus ou moins fortement accentués. La mort arrive au bout de deux ou trois ans en moyenne, par le fait des symptômes bulbaires. Telle est la règle ; mais il y a, bien entendu, le chapitre des anomalies. Celles-ci sont peu nombreuses, toutefois, et ne changent rien d'essentiel au tableau que je viens de tracer. Ainsi la maladie, dans certains cas, débute par les membres inférieurs ; d'autres fois, elle se circonscrit dans ses commencements, soit à un membre supérieur, soit à un membre inférieur ; parfois, elle reste limitée, durant quelque temps, à un côté du corps, sous forme hémiplégique. Enfin, dans deux cas, elle a débuté par les symptômes bulbaires. Mais ce ne sont là, je le répète, que des modifications accessoires. L'ensemble des symptômes caractéristiques ne manque pas d'être bientôt constitué. »

(1) CHARCOT, *Leçons sur les maladies du système nerveux*, tome II.

La différence entre le cas de Zacher et la sclérose latérale amyotrophique vraie consiste surtout dans le début par les membres inférieurs, tandis que, dans la maladie de Charcot, sauf de rares exceptions, le début se fait par le membre supérieur et l'atrophie y reste toujours aussi beaucoup plus accentuée. De plus, la parésie est le symptôme primordial, la contracture survenant consécutivement. Comme point commun, nous trouvons l'épilepsie spinale, l'absence de paralysie des sphincters, mais surtout la coexistence des lésions du faisceau pyramidal et des lésions des cornes antérieures ; mais au point de vue anatomo-pathologique, l'absence de lésions des racines est le point sur lequel l'attention nous parait devoir être attirée.

Aucune observation, avons-nous dit, ne nous parait pouvoir être rapprochée de celle de Zacher ; cependant il en est une qui, jusqu'à un certain point, mérite d'être rappelée ici, c'est celle de notre malade Na... (obs. 14), dont nous avons déjà parlé à différentes reprises. En premier lieu, nous ferons remarquer que le triceps fémoral, après avoir participé aux phénomènes spasmodiques, ce dont l'exagération du réflexe rotulien et de la contractilité idio-musculaire était la preuve, peut être considéré actuellement comme en pleine atrophie. A la palpation, le muscle ne fait plus aucune saillie, et il réagit beaucoup moins rigoureusement à la percussion directe. L'examen électrique donne une réaction de dégénérescence partielle. Quoique la contracture soit encore aussi invincible qu'il y a plusieurs mois, serions-nous au début de phénomènes analogues à ceux qu'a observés Zacher ? Ce qui pourrait nous le faire croire encore, c'est l'apparition de cette paralysie des extenseurs de la main droite ; mais ici, l'interprétation est fort discutable. Peut-être sommes-nous seulement en présence d'une de ces paralysies que Fürstner tend à considérer comme d'origine traumatique. Peut-être est-elle d'origine centrale ou corticale ? Nous avons constaté uniquement une légère diminution de l'excitabilité faradique quelques jours après son début.

Nous rapporterons encore ici une observation de Lecordonnier, dans laquelle on voit la contracture débuter par les membres supérieurs pour envahir ensuite les inférieurs. Vers la fin de la vie, il semble y avoir eu atrophie musculaire des membres supérieurs. Nous insisterons particulièrement sur les phénomènes bulbaires qui y sont indiqués. Les accidents de cette sorte sont rares, en somme, chez nos paralytiques ou sont bien secondaires, autant que nous pouvons en juger. Çà et là on trouve indiquée une tendance à la syncope, une dyspnée assez intense, etc. Mais en général, cela ne s'observe que dans les périodes terminales ; cependant nous rappellerons ces sortes de cris réflexes que poussent, parfois pendant des jours et des nuits, certains de ces malades. Ce dernier phénomène n'était nulle part plus accentué que chez une de nos malades, déjà citée plus haut, et intéressante à plusieurs points de vue (chap. III, p. 16).

Dans l'observation que nous allons donner maintenant, notons encore le début par une contracture des membres supérieurs, l'envahissement consécutif des membres inférieurs, enfin l'atrophie des premiers. Tout cela rapproche beaucoup ce fait de la sclérose latérale amyotrophique, si nous n'en jugeons qu'au point de vue clinique ; et c'est en ce sens que nous le mettrons en regard de l'observation de Zacher dont il est la contre-partie.

Obs. 19. — *Paralysie générale. Tendances aux contractures. Symptômes bulbaires. Phénomènes cataleptoïdes. Contracture des membres supérieurs, puis des membres inférieurs. Puis état de flaccidité complète des membres supérieurs.* — Lecordonnier. Thèse, Lille, 1889 (obs. VII). — Adélaïde M..., 37 ans, célibataire. Entrée en 1886, morte le 8 juin 1888. Paralysie générale avancée, excitation, idées de grandeur. La malade ne peut prononcer que difficilement quelques mots avec du battage de certaines syllabes ; la voix est traînante et quelquefois sort par jet. Tremblement des lèvres et de la face. Pas de symptômes pupillaires. Pas de paralysie faciale. Tendance aux contractures dès qu'on veut plier un membre. Gâtisme. Phénomènes congestifs passagers.

En 1887, la malade est très affaissée, pousse des cris inarticulés. Phénomène de paralysie bulbaire. Respiration pénible, saccadée, entrecoupée, et se suspendant pendant quinze à vingt secondes. Dysphagie.

Les mouvements passifs des bras sont très difficiles, les membres restent quelque temps dans la position où on les a mis. Comme dans la catalepsie, la malade peut serrer les mains avec force. Les réflexes rotuliens sont conservés. Pupilles égales, régulières, contractées. Eczéma.

30 mai 1888. A cette époque, il existe des contractures invincibles des membres supérieurs. L'avant-bras gauche fait un angle obtus avec le bras ; à droite, la flexion est à angle droit. Secousses cloniques et tremblement fibrillaire des fléchisseurs des deux membres supérieurs. Les contractures se manifestent au moindre contact.

Les membres inférieurs sont envahis consécutivement. Les réflexes rotuliens sont exagérés. Pas d'épilepsie spinale; sensibilité émoussée. Au repos, contractions locales des muscles, surtout de ceux de l'avant-bras gauche, produisant ou non des mouvements du membre ou des doigts, souvent simples; il n'y a que des contractions fibrillaires. Ces contractions cessent dans les mouvements volontaires, lents ou précipités.

5 juin. Cachexie, diarrhée. Les contractures ont disparu aux membres supérieurs, qui gardent toutes les positions qu'on leur donne. Aux membres inférieurs, elles persistent. Mort le 8 juin.

Nous n'avons pris connaissance que par une analyse de Schülze d'une observation de Wagner qui se rapproche à plus d'un titre de celle de Zacher. Nous ne pouvons en juger malheureusement qu'un peu superficiellement. Nous voyons bien cependant aux symptômes spasmodiques succéder une paraplégie flasque. La sclérose postérieure paraît avoir respecté la zone radiculaire, mais les lésions de la substance grise étaient considérables. Schülze émet cependant quelques doutes sur l'exactitude de la description de Wagner. Quoi qu'il en soit, l'absence de lésions des nerfs périphériques est à noter et fait d'autre part penser à un cas du genre de notre observation 10 (obs. IV de Zacher).

Obs. 20. — *Ein Beitrag zür kenntniss der Rückenmarks Erkrankung der Paralytiker.* Wagner. *Medic. Jahrbücher von Pr. Albert,* 1884, p. 309 (d'après l'analyse de Schulze dans le *Neurologisches Centralblatt,* 1888). — Paralysie générale typique, spasmodique. Gâtisme. Disparition des symptômes spasmodiques; persistance des réflexes rotuliens. Un mois avant la mort, paraplégie flasque avec diminution de volume des muscles. Persistance de l'état spasmodique des membres supérieurs.

Autopsie. — Dégénérescence des faisceaux pyramidaux, des cordons de Goll, d'une partie du faisceau cérébelleux direct, et, dans la région lombaire, de la partie médiane des cordons postérieurs. Les cellules des cornes antérieures sont lésées : le noyau est appliqué contre la paroi, parfois fait saillie hors du corps cellulaire et même dans quelques cellules paraît en être sorti; dans d'autres, il a disparu. Dans une cellule, Wagner constate la présence de deux noyaux; mais il n'y a pas de figures karyokynétiques nettes. Dans nombre de cellules, il y a des vacuoles, d'autres sont gonflées et les bords en sont festonnés. La névroglie a un aspect normal. Il n'y a aucune lésion des racines antérieures ni de la musculature.

L'observation suivante, tirée de la thèse de Renaud, est à rapprocher peut-être aussi des précédentes : on y voit notée une attitude en griffe de la main, sur laquelle nous devons attirer l'attention.

Obs. 21. — *Articulation très défectueuse. Raideur des bras, main en griffe. Parésie des membres inférieurs.* — RENAUD. Thèse, Paris, 1893, obs. X (service du Dr DUBUISSON). — B..., 36 ans, polisseur. Pas de renseignements sur les antécédents héréditaires et personnels. Paralysie générale arrivée à une période très avancée. Idées de grandeur et de richesse, naïves, absurdes, incohérentes. Délire d'énormité. Démence tranquille. Conservation relative de la mémoire. Par instants, accès de fureur contre ses gardiens et ses camarades de quartier. Hallucinations de l'ouïe et de la vue peu nettes. Gâtisme.

Inégalité pupillaire : G > D ; mydriase ; troubles caractéristiques de la parole, articulation presque impossible, ataxie de la langue. Contracture des masséters, spasmes de l'orbiculaire des paupières. Tremblements et raideurs des membres supérieurs. Attitude en griffe de la main. Pouce en opposition. Parésie des membres inférieurs. Phénomène de la contraction idio-musculaire, très exagéré au triceps crural. *La pression de tous les muscles parait douloureuse au malade.* Tous les réflexes tendineux sont exagérés. Les pupilles réagissent normalement à la lumière et à l'accommodation. Le réflexe cutané plantaire est exagéré.

Nous n'avions ici, en somme, que des cas assez disparates, et les rapprochements que nous en faisons seront peut-être regardés comme un peu superficiels. Néanmoins, ils offrent assez de points communs, pour ne parler que des caractères cliniques, pour que ce rapprochement soit justifié ; il faut tenir compte aussi des difficultés de la classification des cas de ce genre et nous avons cru mieux faire de les présenter tour à tour que de tenter une description générale.

NÉVRITES PÉRIPHÉRIQUES. — Nous pensons qu'il sera intéressant, à ce sujet, de passer en revue les paralysies d'origine périphérique chez les paralytiques généraux. Nous citerons comme exemple les cinq cas que Fürstner rapporte dans un article des *Archives de Psychiatrie* (1892, t. XXIV), et dont deux lui sont personnels ; le premier est celui de Siemerling et Oppenheim, qui constatèrent, dans un cas de paralysie générale avec dégénération des cordons postérieurs et latéraux, une atrophie considérable du nerf grand saphène. De plus, il existait des lésions dégénératives beaucoup plus faibles dans différents nerfs.

Deux autres cas appartiennent à Pick. Premier cas : paralysie du nerf péronier. Aucun trouble trophique ni sensitif. Diminution et disparition partielle de la réaction des muscles et des nerfs à la faradisation ;

par la galvanisation, réaction de dégénérescence qualitative et quantitative ; le deuxième cas est absolument analogue. Fürstner observa en 1890, chez un paralytique général caractéristique qui avait eu un chancre de la verge en 1869, sans accidents secondaires, une paralysie du grand dentelé. Ce malade présentait de la parésie faciale, les réflexes tendineux étaient exagérés. La paralysie du grand dentelé droit survint dans le cours d'une pleurésie certainement tuberculeuse. Après traitement par le liquide de Koch, l'exsudat persista et le malade succomba à la tuberculose aiguë. A l'autopsie, on trouva des lésions caractéristiques de paralysie générale. Les cordons latéraux étaient dégénérés, surtout dans la région cervicale ; la substance grise et les racines antérieures étaient saines.

Le dernier cas concerne une paralytique générale de 29 ans ; les réflexes tendineux des bras étaient forts ; les réflexes patellaires faibles, surtout à gauche. La malade, enceinte et tuberculeuse, était très amaigrie. Après l'accouchement, qui fut normal, survinrent des attaques épileptiformes. Une cystite purulente se déclara, puis apparut une paralysie du nerf péronier droit, avec réaction de dégénérescence partielle. De plus, d'autres nerfs, le médian, par exemple, ne réagissaient pas normalement. A l'autopsie, on constate une lésion combinée des cordons postérieurs et latéraux ; la première, plus accentuée, surtout dans la région dorsale et au-dessous. Dans la région cervicale, la zone de dégénération décrite par Fürstner au niveau du cordon de Goll existait. Dans le nerf péronier, fragmentation de la myéline.

En résumé, cinq cas, dont trois de paralysie du péronier. Fürstner se demande le rapport qu'il peut y avoir entre ces névrites et les lésions médullaires de la paralysie générale. Il constate d'abord qu'aucun de ces faits n'appartient à la catégorie de la paralysie générale unie au tabes ; il invoque comme cause très prédisposante l'alcoolisme, très fréquent chez les paralytiques généraux, l'état marastique de ces malades ; mais il paraît attribuer une importance presque prépondérante à la contusion des nerfs, chez des malades amaigris, chez lesquels les nerfs étaient ainsi très exposés aux violences extérieures. En effet, dans trois cas sur cinq, comme nous l'avons dit, c'est le nerf péronier qui est atteint ; mais il est évident que cette étiologie ne peut être invoquée pour la paralysie du grand saphène dans le cas de

Siemerling, ni surtout pour celui du grand dentelé dans le cas de Fürstner. Dans ce dernier fait en particulier, l'existence d'une tuberculose pulmonaire est un facteur étiologique à ne point négliger. Une remarque du même genre s'impose, comme le dit d'ailleurs Fürstner, pour les autres cas qu'il cite ; la deuxième malade était aussi tuberculeuse et présenta des accidents puerpéraux. L'un des malades de Pick avait de la dysenterie chronique et on trouva des lésions de tuberculose pulmonaire et intestinale ; l'autre malade, très agitée, eut un panaris et se fit des contusions multiples. Enfin, dans le cas de Siemerling, il y avait de la fièvre et des lésions de décubitus.

Chez notre malade Na..., on peut invoquer un traumatisme, une paralysie d'origine centrale ou une névrite d'origine périphérique, comparable, toute proportion gardée, aux névrites périphériques que Zacher a observées dans le cas dont nous rapportons l'histoire un peu plus haut. Nous n'avons malheureusement pas assisté au début de la paralysie ; elle paraît avoir débuté à la suite d'une légère attaque apoplectiforme qui aura passé inaperçue. La paralysie datait de plusieurs jours quand nous l'avons constatée. A ce moment, le mouvement de latéralité des poignets était aboli ; son relèvement était impossible ; seuls le pouce et l'index pouvaient être légèrement relevés, mais très incomplètement. Le long supinateur n'était pas touché, ainsi que le triceps ; par conséquent, paralysie des radiaux, de l'extenseur commun des doigts, de l'extenseur propre du petit doigt, intégrité relative de l'extenseur propre de l'index et des muscles du pouce.

Le début aurait eu lieu le 12 mars ; un examen électrique fut fait le 19 : il dut malheureusement rester incomplet. D'après les données de l'observation, on voit que l'excitabilité électrique ne paraît pas très touchée. Le même jour, les mouvements d'extension du poignet réapparaissent, et actuellement la paralysie est en voie d'amélioration, la malade pouvant mettre la main dans le prolongement de l'avant-bras. Les secousses convulsives des doigts et les mouvements choréiformes concomitants, probablement d'origine cérébrale, persistent, nous l'avons déjà dit.

Nous nous sommes déjà expliqué au sujet de l'atrophie du triceps ; nous devons cependant nous demander s'il ne faudrait pas faire remonter l'origine de la contracture en flexion à une paralysie commençante des extenseurs. Seuls les examens électriques permettraient de répondre à cette question.

Grâce à l'obligeance de M. le Dr Targowla, l'un de nos prédécesseurs dans le service de M. le Dr Briand, nous sommes aujourd'hui en mesure de combler, en partie au moins, ces desiderata. Il a bien voulu examiner deux de nos malades et nous donner le résultat de son examen, qui vient entièrement corroborer l'hypothèse que nous nous croyons en droit de faire. Pour l'une, la malade Na... (obs 14), il y a atrophie évidente des triceps, ce que l'examen purement clinique nous permettait de prévoir. Cette atrophie, dans les cas de ce genre, est-elle antérieure ou postérieure à la contracture?

C'est à cette question que l'examen de notre deuxième malade nous permet de répondre. Cette malade (Nic..., obs 11.) ne présente de flexion que depuis peu de semaines ; nous avons pu la prendre comme type de paralysie générale à forme de paralysie spinale spasmodique ; mais ce qui était vrai il y a peu de temps ne l'est plus aujourd'hui. Son observation complète heureusement, au point de vue clinique, la série des quatre observations (12, 13, 14, 15) que nous avons données dans le cours de ce travail. C'est un début de contracture que nous surprenons chez elle, et nous voyons, coïncidant avec cette contracture, un état d'atrophie très avancée des triceps. La contracture des antagonistes ne surviendrait-elle qu'à la suite de cette atrophie ? Il n'y a pas à parler ici de « macilence cachectique dépendant d'un état d'inanisation autant que de lésions locales », comme M. Klippel l'admet dans certains cas (1) ; nos faits rentreraient plutôt dans la seconde catégorie, qu'il décrit comme se rapprochant de la sclérose latérale amyotrophique.

L'atrophie des triceps fémoraux n'est pas fréquente (nous exceptons les atrophies d'origine articulaire) ; nous avons cependant trouvé un cas de ce genre. Il s'agit d'un enfant qui, après avoir présenté des symptômes de poliomyélite antérieure aiguë, fut examiné par Lorenz (2), à une époque où il ne présentait plus qu'une atrophie bilatérale des triceps fémoraux ; il se tenait debout en appuyant ses

(1) *Arch. de méd. exp.*, 1891, I.
(2) *Wiener klinische Wochenschrift*, nº 37, p. 756.

mains sur les genoux, qui étaient fléchis et contracturés en flexion;
si on le poussait, ne fût-ce que légèrement, il perdait l'équilibre et
tombait lourdement. Pourrait-on faire un rapprochement avec la
posture qu'affectent si souvent les paralytiques, qui, à une époque
avancée de l'affection, marchent les genoux demi-fléchis, le corps
penché en avant, et qu'un choc même léger suffit à faire choir?

Nous résumerons ici en quelques mots les résultats de l'examen
électrique que M. Targowla a fait avec nous. Ces résultats ne peuvent
être donnés que sous toutes réserves; en effet, chez Na... (obs. 14),
l'examen électrique a présenté certaines difficultés : la malade s'agite
lorsqu'on applique un courant fort; en outre, les membres inférieurs étant contracturés en flexion, il a fallu augmenter l'intensité du
courant pour obtenir une contraction appréciable. Les valeurs obte-
nues sont, par conséquent, relativement plus grandes qu'elles ne
devraient l'être. Toutefois, les caractères de la contraction et les modifications qualitatives des courants ne laissent pas de doute sur la réalité
des altérations des nerfs et des muscles. A gauche, le nerf sciatique
poplité externe est plus excitable avec l'anode qu'avec le cathode.
L'excitabilité faradique et galvanique du vaste interne est abolie
(mais ici la pression opérée par la jambe droite sur la face interne de
la cuisse gauche doit entrer en ligne de compte). Les muscles jumeaux
présentent une réaction de dégénérescence manifeste. A droite, la
contractilité faradique est abolie dans le vaste externe. Le jambier
antérieur et l'extenseur commun des orteils présentent la réaction de
dégénérescence. Les contractions sont lentes et faibles. Dans les
autres muscles, les deux formes d'excitabilité électrique sont notablement diminuées.

Les muscles du bras droit paraissent avoir conservé leur excitabilité normale. La contraction musculaire est rapide et forte, ce qui
confirme notre examen antérieur, noté dans l'observation.

Chez Nic... (obs 7), nous n'avons examiné que les triceps fémoraux. Nous avons trouvé une diminution considérable de l'excitabilité
électrique, avec réaction de dégénérescence manifeste dans le vaste
interne gauche.

CHAPITRE VII

Anatomie pathologique.

Dans quelques cas rares, on a trouvé des exostoses de la face interne du crâne (Zacher. *Archiv. für Psychiatrie*, obs. I). La dure-mère est parfois adhérente, soit au crâne, soit à la pie-mère. La pachyméningite hémorrhagique est une lésion plus fréquente relativement dans nos cas de paralysie générale à contractures que dans les cas ordinaires. On peut déjà en noter la fréquence d'après les observations anciennes de Bayle et de Calmeil, que nous rapporterons plus loin en les résumant. Zacher et Lecordonnier l'ont observée aussi. Knecht l'a constatée dans deux autopsies de malades qui avaient présenté des symptômes cataloniques. Nous ne l'avons notée dans aucune de nos trois autopsies.

Obs. 22, 23, 24, 25. — BAYLE. *Maladies du cerveau*, p. 290. — Obs. IX. — Démence demi-paralytique. Flexion spasmodique et tétanique des membres inférieurs. Fausse membrane très molle sur la face interne de la dure-mère à gauche, etc...

Obs. X. — Extension tétanique des membres avec tremblements. Fausse membrane épaisse sur la face interne de la dure-mère.

Obs. XI. — Flexion spasmodique du bras droit, avec perte de la sensibilité. Plus tard, secousses dans les membres. Membres inférieurs raides, surtout la droit. Mouvements spasmodiques de la face. Convulsions du côté gauche. Mort. Fausse membrane mollasse, rouge, de la face interne de la dure-mère. Caillots de la fosse occipitale supérieure gauche.

Obs. XII. — Raideur des membres inférieurs. Fausse membrane épaisse à la face interne de la dure-mère.

Obs. 26. — CALMEIL. *Traité des maladies inflammatoires du cerveau*, obs. XX. — Monomanie. Au bout de trois mois, espèce de guérison, mais commencement de faiblesse dans l'intelligence ; la démence a une marche rapide et se complique de paralysie générale ; la paralysie ne tarde pas à affaiblir tout le système musculaire ; les jambes et les bras sont frappés d'immobilité et restent dans un état de contracture. Mort.

AUTOPSIE. — Sérosité sanguinolente dans l'arachnoïde ; petites végétations sur la pie-mère; œdème et injection vasculaire de la méninge et de la méningette ; arachnoïde adhérente aux circonvolutions ; peu de consistance dans la substance grise superficielle ; reflets violets dans quelques points de cette substance, injection de la substance blanche, dilatation des ventricules ; prolongement rachidien sain. (Vingt-quatre jours avant la mort, la sensibilité est annulée partout ; les bras étaient dans un état de contracture difficile à faire cesser ; les jambes, fléchies sur la cuisse, ne se laissaient pas allonger, le menton touchait presque au sternum et *le corps était en double*.)

OBS. 27. — CALMEIL. *loc. cit.*, obs. LX. — Manie aiguë, gêne dans la prononciation, difficulté à marcher. Convulsions suivies de contracture à droite. Sensibilité presque éteinte ; mêmes symptômes à gauche, à part la contracture. Mort un mois après les premières convulsions. Fausse membrane organisée sur les hémisphères (d'après la description, c'est une pachyméningite hémorrhagique). Pie-mère adhérente au cerveau, etc....

La pie-mère a offert toutes les variétés de lésions que l'on rencontre dans la paralysie générale. Par exemple, dans notre cas Cl... (obs. 12), adhérences assez profondes, mais surtout très étendues et allant jusqu'au lobe occipital. Dans le cas de Po... (obs. 13), œdème considérable ; adhérences étroitement localisées au voisinage du pli courbe, etc.

L'épendymite granuleuse est la règle, elle occupe soit le quatrième ventricule, soit aussi les ventricules latéraux. Quelquefois on a noté l'existence de l'athérome des artères cérébrales. L'atrophie de la substance cérébrale est plus ou moins avancée, elle a presque la consistance du cuir, comme dans des cas de Zacher ; elle est au contraire molle comme dans notre cas Po... (obs. 13). Dans la profondeur (nous ne parlons pas des cas de lésions en foyer avec sclérose descendante), on ne rencontre pas de lésions visibles à l'œil nu. Dans un seul cas, nous avons noté (malade Sch... obs. 15), des deux côtés, dans la partie externe du segment externe du noyau lenticulaire, l'existence d'une série linéaire de petites lacunes miliaires rappelant celles que l'on rencontre si souvent chez les athéromateux et les vieillards. Zacher a rencontré un cas où il existait une grande asymétrie des ganglions de la base Il a aussi étudié les lésions de la capsule interne ; nous y reviendrons plus loin.

Les plexus choroïdes contiennent souvent des kystes déjà notés par

Bayle; c'est d'ailleurs un fait banal. L'étude de l'état des fibres nerveuses cérébrales n'a été faite, dans un cas de contracture chez les paralytiques généraux, que par Zacher. Cette étude n'a été faite qu'au point de vue très général de la dégénération en question ; nous la citerons cependant ici pour montrer l'identité des lésions cérébrales dans les cas anormaux avec les cas communs.

Obs. 28. — Zacher. *Archiv. f. Psychiatrie*, 1887 (Résumé). — *Alcoolisme. Démence progressive, sans excitation initiale, inégalité pupillaire, troubles de la parole, tremblement et secousses musculaires de la face; faiblesse motrice des jambes. Clonus patellaire et dorsal; contracture spasmodique en flexion des extrémités supérieures et inférieures; grincement des dents. Décubitus. Mort après cinq ou six ans de maladie.*

Autopsie. — Crâne très épais. Hydrocéphalie externe. Leptoméningite diffuse chronique. Léger athérome des artères de la base; cerveau irrégulièrement congestionné, atrophie du cerveau dans les régions antérieures. Poids du cerveau, 1203 gr. Hydrocéphalie interne considérable.

Gotfried Zweighard, boucher, marié, 36 ans, reçu le 27 mai 1881. Mort le 6 avril 1885.

Anamnèse. Pas d'hérédité; toujours un peu rêveur; a fait la campagne, s'est marié il y a quatre ans. Dès la première année de son mariage il devint oublieux; depuis neuf mois il est absolument incapable de travailler; a beaucoup bu depuis de longues années, surtout du schnaps.

A son entrée il a l'aspect d'un dément avancé; il ignore les moindres choses : son âge, l'année; profondément apathique; parle à peine.

Pupille G > D; troubles de la parole nets. Tremblement et frémissement de la face; pendant qu'il parle, la langue sort par saccades et tremble. Marche les jambes écartées, lourdement; dans les premiers temps de son séjour il est tranquille, indolent.

Octobre. De temps en temps pleurard; souvent grincement, en général apathie absolument démentielle. Se souille sans cesse.

1882. Aspect de démence apathique très avancée, ne reconnaît plus ses parents.

1884. Se tient toujours assis, immobile, sans mouvements, ne parle pas, grincements fréquents, gâtisme. Tous les mouvements sont maladroits, lourds; dans tous les mouvements passifs on rencontre une grande résistance. Réflexe rotulien très fort.

Janvier 1885. Dans ces dernier temps, il est très faible, incertain sur ses jambes; on le tient au lit. Il se tient maintenant habituellement les bras étroitement appliqués au thorax, l'avant-bras légèrement fléchi; les jambes appliquées l'une contre l'autre, avec légère flexion au genou. Il oppose la plus vive résistance aux mouvements d'extension et d'abduction des deux côtés. Clonus patellaire et dorsal; il présente plus souvent de l'agitation motrice, déchiquette ses couvertures, crie souvent; grincements des dents très forts.

Mars. La contracture en flexion est de plus en plus accentuée aux quatre membres; on ne peut obtenir des mouvements d'extension et d'adduction qu'avec la plus grande peine. Larges escarres du sacrum, du talon et du coude. Cachexie.

4 avril. Le malade avale de travers; malgré une faiblesse énorme, il ne cesse de mordiller et déchirer ses draps, des heures entières crie sans aucun sujet. Contracture complète des quatre membres.

6 avril. Mort par complication pulmonaire.

Autopsie. — Crâne asymétrique, plus large à droite qu'à gauche; il est très lourd et a une épaisseur de 1 centim.; diploë très développé. Enveloppe dure-mérienne élargie et affaissée; contient beaucoup de sérosité. Dure-mère fortement adhérente à la pie-mère le long du sinus longitudinal, pie-mère épaissie, trouble, blanc grisâtre sur toute la convexité; surtout épaississement dans la fosse sylvienne; là aussi, œdème assez considérable. A la base, mêmes lésions moins accentuées.

Pie-mère très congestionnée, les vaisseaux sont dilatés jusque dans leurs plus fines ramifications. Aucune adhérence de la pie-mère.

La paroi inférieure de la corne inférieure du ventricule latéral droit est déprimée et laisse à la pression sentir les ondulations du liquide ventriculaire qui s'y trouve. Les vaisseaux de la base montrent quelques plaques athéromateuses.

Le cerveau montre dans toute son étendue une coloration rouge, presque violacée; cependant on voit, çà et là parmi les parties très injectées, des points exsangues, de sorte que le cerveau a un aspect marbré. Les circonvolutions des régions antérieures sont amincies et des deux côtés l'insula est un peu apparent à l'extérieur. Les ventricules latéraux sont extrêmement dilatés et remplis d'une sérosité liquide.

Après ablation de la pie-mère et ouverture des ventricules, le cerveau perd 123 gr. de son poids. Épendyme granuleux sur toute l'étendue du noyau caudé. L'écorce est amincie dans la région frontale, partout très hyperhémiée; cependant il s'y montre aussi de nombreux points pâles exsangues. La substance blanche et les gros ganglions sont aussi congestionnés; la substance cérébrale est très molle, infiltrée, brillante. La protubérance, le bulbe et la moelle ne présentent rien de particulier, sauf la congestion.

Après durcissement dans le liquide de Müller, on constate une coloration claire des cordons latéraux qui démontre la sclérose latérale.

Examen de l'écorce cérébrale par la méthode de Friedmann et de Weigert.

Il y a atrophie plus ou moins complète des fibres à myéline suivant les points considérés, ou bien elles se colorent mal, leurs contours sont moins nets; elles présentent des renflements. En certains points, on rencontre des gouttelettes de myéline. Les lésions sclérotiques des cellules sont assez marquées, les espaces péricellulaires contiennent des éléments cellulaires nombreux. Augmentation des cellules araignées et du tissu réticulaire; lésions vasculaires notables.

Lésions surtout accentuées dans les circonvolutions frontales. Sclérose des cordons latéraux.

Les lésions médullaires sont, en somme, dans les faits qui nous .occupent, les plus importantes. La dure-mère rachidienne adhère souvent aux vertèbres, nous l'avons noté au moins dans un cas (Po..., obs 13).

W i g l e s w o r t décrit des membranes fibrineuses qui recouvrent la dure-mère et peuvent envelopper les nerfs rachidiens à leur origine ; mais ces observations sont trop incomplètes pour que nous puissions les utiliser. Dans un article dont nous n'avons connaissance que par une courte analyse, S h a w (1) dit que, dans quelques cas d'abolition complète des réflexes, il y avait en même temps une contracture marquée, qui ne dépendait pas de la sclérose latérale, mais d'une sclérose périphérique due à une méningite chronique.

Le fait mériterait d'être vérifié. Il est d'ailleurs en rapport avec les observations de F ü r s t n e r, qui a rencontré la leptoméningite à intensité ascendante dans tous les cas de paralysie générale, quels qu'ils soient.

L'arachnoïde et la pie-mère présentent des lésions variables comme dans tous les cas de paralysie générale (épaississement, plaques opalines, etc.). Jusqu'à nouvel ordre, nous considérons comme constantes les lésions de faisceaux latéraux. C'est encore F ü r s t n e r qui nous donne les résultats les plus complets sur l'état de siège et l'étendue de cette lésion en général.

Dans son travail, fondé sur l'étude de 145 autopsies (118 hommes et 27 femmes), les lésions médullaires se localisent dans les proportions suivantes : elles occupent 73 fois les cordons latéraux et postérieurs, 28 fois les cordons postérieurs, 17 fois les cordons latéraux seuls. Dans tous les cas, la lésion est asymétrique. Les cordons postérieurs sont atteints à une période tardive de la maladie : car, dans les observations, la plupart des paralytiques ont au début les réflexes rotuliens forts ou exagérés et, à l'autopsie des cas précoces, F ü r s t n e r trouve une lésion étendue dans les cordons latéraux et peu considérable dans les cordons postérieurs (2).

Nous laisserons de côté le détail des lésions des cordons postérieurs.

(1) *Archives of medecine*, New-York, août 1881.
(2) FURSTNER. *Archives für Psychiatrie*, 1892.

Rappelons seulement la disparition ou le non-développement de la contracture dans les membres inférieurs quand la zone radiculaire postérieure est atteinte à la partie inférieure de la moelle.

En ce qui concerne l'étendue de la lésion, elle dépasse souvent les limites des faisceaux pyramidaux d'une façon variable suivant les cas, aussi bien en avant que vers la périphérie. Les lésions en seraient plus accentuées dans la moelle dorsale moyenne, pour diminuer au-dessus et au-dessous. Dans d'autres cas, la lésion est plus étroitement limitée à la région des faisceaux pyramidaux croisés. La partie antérieure du cordon latéral et le faisceau cérébelleux direct restent alors intacts. Quant au faisceau pyramidal direct, sa lésion est une rareté : elle n'existe jamais seule et répond à des cas à processus diffus. M. Klippel, de son côté, observe que les lésions se cantonnent exclusivement en arrière d'une ligne transversale divisant en deux parties égales une coupe de la moelle (1).

A propos de l'origine des lésions des faisceaux latéraux, nous rappellerons une communication de Fürstner au sujet de la lésion d'un faisceau spécial de fibres des cornes latérales dans la région cervicale inférieure. Ce faisceau dégénérait avant le cordon latéral, la lésion en serait toujours plus avancée que celle de ce dernier, et toujours plus intense du côté du cordon latéral le plus altéré (2).

Dans ses autopsies si complètes, Zacher a trouvé, d'une façon très inconstante, des corps granuleux même dans des cas où il existait des lésions notables. Dans quelques cas, on trouvait des cylindraxes gonflés. Dans d'autres, les fibres nerveuses ont paru absolument saines. Dans telle observation, on peut rencontrer des cellules granuleuses dans tout le trajet du faisceau pyramidal, jusqu'à la substance grise de l'écorce. Dans telle autre, les corps granuleux sont infiniment moins nombreux, on ne peut établir aucune continuité entre les lésions spinales et cérébrales.

La question se complique encore par la constatation des troubles de la sensibilité, très variables d'ailleurs ; chez deux de nos malades, il paraît exister une hyperalgésie assez forte, constatée du reste dans d'autres observations. Nous en sommes réduit à poser la question, à notre tour, sans y répondre. Fürstner dit encore qu'il n'est en

<hr>

(1) Obs. I de la thèse de RENAUD (Paris, 1893). *Arch. de méd. exp.*, 1894, I.
(2) FURSTNER. *Neurol. Centralb.*, 1889, n° 8, p. 666.

mesure de décider ni de la participation de la substance grise à la lésion, dans les phénomènes observés, ni de la nature de l'atrophie quand les muscles étaient dégénérés.

Nous rappellerons, à ce propos, le cas de Zacher (sclérose latérale amyotrophique) où les lésions étaient si minimes dans la substance grise, si considérables dans les nerfs périphériques et les muscles. Pour la plupart des auteurs, la participation de la substance grise est la règle dans la paralysie générale. Nous ne voyons pas qu'elle présente quoi que ce soit de particulier dans les cas à contractures. On voit les cellules ou saines ou altérées à des degrés divers (pigmentation, atrophie), et cela, peut-on dire, d'une façon très irrégulière. En l'absence de documents personnels sur les lésions trouvées à l'autopsie des paralytiques généraux à contractures, nous donnerons ici l'une des autopsies de Zacher, qui est des plus complètes au point de vue des lésions de la moelle. Quant aux lésions périépendymaires, décrites depuis longtemps déjà (1), elles n'ont pas été spécialement indiquées chez les paralytiques généraux dont nous parlons ici, si ce n'est par Lemoine et Lecordonnier.

Autopsie du malade de notre observation 39 (Zacher. *Arch. f. Psych.*). — Rigidité moyenne, peau blanche, perte de substance étendue au sacrum. Au trochanter droit comme au dos du pied gauche et sous le gros orteil droit, portion de la peau en partie rouge, en partie desséchée. Crâne épais et lourd ; à sa face interne, ostéophyte. Sang liquide dans le sinus longitudinal. Dure-mère à sa surface interne présente un revêtement presque uniquement sanguin, épais et rouge foncé, qui se laisse extirper d'une seule masse et est plus épais à droite qu'à gauche. Lésions analogues à la base du crâne et dans les différentes fosses, les gauches seules présentant une masse analogue. La pie-mère présente un trouble considérable correspondant aux hémisphères ; à la base, coloration partielle, blanc jaunâtre. Du reste, elle se laisse décortiquer sans perte de substance importante. Atrophie considérable de la substance cérébrale ; les circonvolutions, surtout les frontales, sont amincies. Ventricule latéral très élargi, rempli de liquide clair ; granulations épendymaires. Substance cérébrale remarquablement compacte, semblable à du cuir et sèche.

Dure-mère spinale, dans la portion inférieure cervicale, normale extérieurement ; à sa face interne, au contraire, en quelques points présente un coagulum sanguin et une infiltration de taches hémorrhagiques. Toute la moelle est

(1) Magnan et Mierzjewski. *Arch. de phys.*, 1873, p. 53 et 195 ; et *Gaz. méd. de Paris*, 1874, no 21.

remarquablement mince ; la substance en est molle, mais ne présente aucune altération grossière.

Pleurésie circonscrite à droite, hémorrhagique à gauche ; foyer lobulaire aigu à droite ; rate grosse ; dans le genou gauche, infiltration hémorrhagique de la synoviale, exsudat hémorrhagique dans la cavité articulaire.

A l'état frais. Dans toute la moelle, nous trouvons des deux côtés, dans les cordons latéraux postérieurs, auprès des faisceaux comme dans les tissus, des cellules granuleuses assez nombreuses ; de plus, de belles et nombreuses cellules araignées, parfois très grosses. Fréquemment, on trouve des fibres nerveuses avec un cylindre-axe gonflé, ou bien une myéline augmentée de volume. Cette lésion est d'ailleurs plus considérable à droite. Dans la moelle dorsale et cervicale, cellules granuleuses dans le cordon antérieur droit. Les cordons postérieurs n'en présentent pas. Le même état que dans les cordons postérieurs latéraux se voit plus haut dans les deux pyramides, ainsi que dans le pied des pédoncules, l'espace interolivaire, la substance grise ; la calotte des deux pédoncules présente plus ou moins de cellules granuleuses, auprès des vaisseaux comme dans les tissus. En coupe frontale, à travers le cerveau, on constate des cellules granuleuses dans la capsule interne et dans le reste de la substance blanche, jusqu'à l'écorce, ainsi que de nombreuses cellules en araignées, plates, grandes, avec de fins prolongements dans l'écorce ; pas de cellules granuleuses.

Dans l'écorce, grosses lésions des vaisseaux. Les fines branches et les capillaires présentent une forte prolifération des cellules endothéliales : d'où une apparence en rosace de la paroi vasculaire. On dirait qu'il y a des bourgeons vasculaires sortant des petits vaisseaux. Les grosses artères présentent une prolifération des noyaux ; gaines remplies de cellules belles, un peu brillantes, finement granulées, qui se teignent en rouge par le carmin et sont évidemment lymphoïdes ; elles existent seules dans l'espace de la gaine et font saillie irrégulièrement dans la lumière du vaisseau aussi bien qu'au dehors ; en sorte qu'il semble y avoir çà et là un rétrécissement considérable de la lumière du vaisseau. Ces amas vasculaires sont le plus développés au point de ramification. En outre, il y a beaucoup de débris pigmentés dans la gaine, ainsi que de nombreux dépôts graisseux sur les parois vasculaires formant tantôt des granulations en séries, tantôt en amas. Ces lésions vasculaires se trouvent dans l'écorce du cerveau et surtout dans la portion antérieure et moyenne, plutôt que dans la postérieure.

Dégénération graisseuse de la paroi des vaisseaux dans la substance blanche et haut degré des lésions destructives ; mais presque pas d'amas lymphoïdes.

Les cellules nerveuses présentent souvent des granulations graisseuses : d'où une apparence criblée. De plus, nombreuses cellules en araignées avec fins prolongements nombreux.

Liqueur de Müller. Coloration claire des cordons latéraux postérieurs ; dégénération plus intense à droite (carmin) ; de plus, dans la moitié supérieure de la moelle, zone étroite de dégénération dans le cordon extérieur droit, le long de la scissure antérieure. De ce côté, la coupe est un peu irrégulière ; de sorte que la moitié droite, surtout la partie du cordon antérieur latéral, est plus développée que la gauche. Dans le bulbe et la protubérance, cette asymétrie se retrouve, et la moitié gauche y est plus large que la droite, qui est un peu plus petite d'avant en arrière.

La dégénération ne s'étend pas à toute la coupe des pyramides, elle laisse saine la portion périphérique et ventrale et atteint, au niveau des olives, les cordons centraux et postérieurs attenant à l'olive. Au niveau du facial, on ne retrouve pas de dégénération. Dans le détail, la figure des parties dégénérées présente dans la portion supérieure et inférieure de la moelle certaines différences, dépendant évidemment de ce que, dans les derniers jours ou heures de la vie, s'est formé un nouveau processus qui a tout à fait l'apparence de l'œdème (myélite au début).

On trouve, particulièrement au cou et au dos, dans les parties dégénérées, une augmentation notable, mais inégale, du tissu intercalaire, consistant en partie en une masse finement granuleuse (coupe de fines fibres neurogliques) et en partie de fines trabécules et de fibres qui se présentent comme prolongements de grosses cellules en araignées, assez riches et parfois grandes.

Dans ce réseau existent une foule de fines fibres nerveuses atrophiées à côté d'autres d'apparence normale.

En coupe longitudinale, on trouve de nombreuses fibres dont la gaine myélinique est évidemment plus large d'apparence, en boule, ainsi que d'autres à cylindraxe présentant des renflements. Des cellules granuleuses incluses sont rares, mais on trouve de nombreuses lacunes où elles étaient placées. Les vaisseaux sont bourrés, leurs parois épaissies et infiltrées en partie de cellules. Lésions analogues dans le reste de la coupe, mais moins intenses. Le réseau du tissu de soutien y est un peu développé, avec de nombreuses cellules aux points nodaux, ce qui est normal.

Pas de lésion évidente des cellules des cornes antérieures ; quelques-unes très pigmentées, ou paraissant un peu sclérosées ; sauf cela, pas d'aspect anormal. Dans la partie inférieure de la moelle, le tissu intercalaire est, surtout dans les parties dégénérées, très développé et y a un aspect gonflé particulier, un peu brillant ; les éléments cellulaires en sont très développés, comme gonflés, et il semble que les trabécules et les cellules sont remplies d'une masse fluide. Autour des vaisseaux, masse analogue, d'aspect et de coloration semblables à ceux du contenu des cellules araignées. Les lésions se trouvent dans les parties dégénérées surtout, ainsi que sur le reste de la coupe, mais moins développées. Spécialement dans la substance grise, on trouve de nombreuses plaques exsudatives de ce genre autour des vaisseaux. De nombreuses fibres nerveuses aussi, surtout situées près de la périphérie, paraissent lésées ; le cylindre-axe a une apparence mate, volumineuse ; la gaine médullaire est en partie en boules ; certaines cellules nerveuses sont troubles et un peu gonflées. Par contre, dans les vaisseaux on ne trouve rien qui indique une lésion récente.

Dans le bulbe, lésion diffuse, plus considérable que dans la moelle. Spécialement les vaisseaux, dans la région des noyaux, ont des lésions considérables ; ils sont remplis de sang, leurs parois très infiltrées de cellules ; dans leur voisinage, amas nombreux de cellules rondes. Près de quelques vaisseaux, en outre, hémorrhagies récentes capillaires. En outre, les cellules des noyaux du pneumogastrique et de l'hypoglosse en partie ont un aspect brillant compact. L'écorce cérébrale présente çà et là des lésions de sclérose diffuse, d'intensité variable.

Dans la région frontale elles sont plus accentuées, et on trouve, une fois au voisinage des vaisseaux, des lésions très avancées, décrites plus haut.

Le tissu fondamental est pris entièrement et a un aspect fasciculé en réseau à nombreuses cellules rondes, de grosseur variable, de nombreuses cellules araignées, bien développées, ou leurs formes de passage.

Ces dernières sont surtout nombreuses dans les couches voisines de la substance blanche, partout où les prolongements des cellules araignées forment un réseau épais, noueux. Les cellules nerveuses normales sont rares ici ; la plupart sont sclérosées, petites, sans prolongement évident. Souvent on les trouve entourées d'éléments cellulaires petits, qui paraissent inclus en partie dans le protoplasma.

Dans la couche moyenne, les lésions cellulaires sont moins intenses. Toutes ces lésions sont le plus intenses au sommet des circonvolutions. La substance blanche sous-corticale présente une sclérose analogue et les cellules en araignées manquent. Elles sont surtout nombreuses dans la substance sous-corticale de la circonvolution centrale postérieure et dans le lobe pariétal ascendant.

En outre, on trouve dans tout le centre semi-ovale des cellules granuleuses libres en foule qui sont en partie en séries, parallèles au sens des fibres nerveuses. Elles semblent, de la même façon que les cellules en araignées, n'être pas distribuées régulièrement, suivant les régions. D'ailleurs, on voit aussi des fibres nerveuses lésées avec une enveloppe médullaire gonflée et en boules.

Les grosses cellules du cerveau présentent des lésions semblables.

Remarquons que la lésion n'est pas suivie nettement, du moins d'une façon systématisée, à travers la capsule interne et la substance blanche jusqu'à l'écorce ; et de plus, que les pyramides ne sont pas entièrement dégénérées. L'absence de continuité certaine entre les lésions médullaires et corticales se retrouve dans la plupart des autopsies.

CHAPITRE VIII

Formes spasmodiques sans sclérose latérale.

A côté des cas typiques de paralysie générale à contractures avec
sclérose latérale, il en existe où l'on ne constate aucune lésion spinale,
malgré la présence de ces symptômes spasmodiques et tout un
ensemble de phénomènes rapprochant cliniquement les cas que nous
allons étudier des précédents.

Si l'on excepte le cas d'hydrocéphalie de Schültze accompagnée
de contracture sans sclérose latérale, nous ne trouvons à citer que
trois paralytiques généraux à contractures, sans lésions des faisceaux
latéraux. La rareté de ces observations nous engage à les citer ici en
détail : la première appartient à Zacher, la deuxième à Berger, la
troisième à Demange (voir obs. 1).

Ons. 29. — *Paralysie générale avec symptômes de paralysie spinale
spasmodique sans lésions des cordons latéraux. Zacher. Arch. f.
Psych., XIII, p. 155. — Paralysie générale typique. Excitation. Ictus.
Hémiplégie gauche transitoire. Hyperesthésie passagère des membres
inférieurs. Hémiplégie droite avec contracture transitoire. Tremblement convulsif à gauche. Exagération des réflexes, tremblement
épileptoïde. Tendance à la contracture. Hallucinations. Contracture
des membres supérieurs en flexion, des inférieurs en extension. Disparition de la rigidité des jambes, les réflexes rotuliens ont presque
disparu. — Autopsie. Œdème, atrophie cérébrale. Prolifération peu
marquée du tissu interstitiel dans les cordons postérieurs, surtout à
la périphérie. Rien dans les cordons latéraux. Simple pigmentation
des cellules pyramidales de la moelle; atrophie et pigmentation des
cellules cérébrales.*

St..., 50 ans. Hérédité maternelle. Craintes du velours et des boutons brillants, etc..., d'ailleurs sain de corps et d'esprit. Aucun excès alcoolique, ni véné-
rien. Depuis fin 1877, il se plaint de douleurs de tête, frontales, souvent
violentes. Depuis, quelques troubles de la parole, et diminution lente, mais

continue de la mémoire. Depuis le printemps 1879, on remarque une certaine incertitude et lourdeur de la marche ; parfois tremblement des jambes et plaintes fréquentes de douleurs dans le dos et les jambes. Plus tard, quelques périodes d'excitation assez vive. Il court par la ville, ne s'occupe plus de ses affaires, fait des achats inutiles, se croit volé, ne reconnaît plus sa famille, commet des délits. Interné le 19 décembre 1879.

Homme de grandeur moyenne, embonpoint moyen, visage un peu rouge, conjonctives assez fortement injectées ; pupille G > D ; pli naso-labial gauche un peu effacé. Visage sans expression. La langue n'est pas déviée, mais tremblante. Parole très embarrassée, nasonnante, avec accrocs nombreux. Tremblement fibrillaire du visage en parlant. Il mâche lentement en mangeant. Marche les jambes écartées, incertain, vacillant ; il ne peut faire un pas sans soutien. Station les yeux fermés, impossible. Force motrice des jambes assez affaiblie. Pression des mains également forte des deux côtés, et peu affaiblie. Vif tremblement des doigts, les mains étendues ; sensibilité, autant qu'on peut le constater, non affaiblie. Réflexe patellaire conservé. Aucune atrophie. Aspect de la démence avancée : ne reconnaît pas ses parents, ignore la date et son adresse, les choses les plus habituelles. Au reste, il est gai et satisfait.

Dans la suite, rien de particulier ; il est tranquille, satisfait, a des idées de grandeur ridicules, rit d'un air enfantin ; aspect de la démence profonde. Physiquement, il s'améliore : la marche et la station deviennent moins incertaines, plus fermes.

7 mars. Agitation et vomissements fréquents, suivis d'attaques apoplectiformes. Perte de connaissance presque complète ; face très rouge. Pupilles : G > D ; parésie faciale gauche nette. Tout ce côté est parésié. Réflexe crémastérien gauche manque ; le réflexe rotulien gauche est plus fort que le droit. Sensibilité amoindrie à gauche. T. 38°. Pouls régulier, 100.

La nuit suivante, vomissements fréquents ; le lendemain, les parésies ont disparu ; le malade redevient ce qu'il était avant l'attaque.

Le 26. Nouvelle agitation. Il se roule dans son lit, rejette ses couvertures, se lève sans cesse. Forte exagération des réflexes : réflexe cubital existe, mais n'est pas exagéré. Réflexe crémastérien très fort. Quand on pince la peau, surtout de la face interne des cuisses, vive douleur ; ce qui n'existe pas quand on fait cette expérience aux membres supérieurs. Pas de température. Pouls, 120. L'agitation cesse bientôt, le malade redevient plus vif, plus gai.

27 avril. A la visite, le malade est rouge, congestionné. A midi, vomissements répétés ; le malade, très affaissé, répond cependant à des appels pressants ; visage pâle et un peu cyanosé, pupille G > D ; commissure gauche abaissée. Quelques secousses cloniques dans le domaine du facial droit. Le bras droit est tenu en flexion raide et tendu, ainsi que la jambe droite ; les mouvements passifs ne peuvent être produits qu'à grand'peine ; les membres gauches sont flasques et se laissent manœuvrer facilement, mais sans parésie évidente. Réflexe rotulien exagéré des deux côtés, surtout à gauche ; de même pour le réflexe cubital ; léger tremblement épileptoïde. Réflexes crémastérien et abdo-

minal normaux. Sensibilité exagérée partout, du côté gauche surtout, du moins les piqûres produisent des manifestations douloureuses vives et d'énergiques mouvements de défense. La température, le soir, est à 37°,4. Pouls petit, 94.

Le 28. État presque comateux. Aucune réaction à quoi que ce soit. Le côté droit est moins raide et présente moins de résistance aux mouvements passifs. Par contre, le côté gauche présente un état de tension et de rigidité très net. Réflexe rotulien très fort des deux côtés, surtout à droite. Phénomène du pied existe des deux côtés. Dans les mouvements brusques, le bras gauche montre des mouvements convulsifs, ce qui n'a pas lieu à droite. Au bras droit, pas de mouvements convulsifs. La sensibilité ne paraît plus exagérée qu'à gauche. Auscultation : léger obscurcissement; pas de respiration bronchique ; bruit trachéal fort. Gâtisme. T. : matin, 39°, avec pouls à 120; soir, 39°,4 ; pouls petit, 128.

Le 29. Malade plus éveillé, réagit un peu aux appels. Le phénomène oculaire n'existe plus. Pupilles presque égales; commissure gauche moins abaissée. Le côté droit du corps est de nouveau rigide et contracturé. Réflexe patellaire exagéré des deux côtés; phénomène du pied existe seulement à droite; le tremblement du bras gauche dans les mouvements brusques a disparu. Pas d'hyperesthésie. Le malade prend un peu de nourriture. Obscurcissement de la respiration, moins de râles dans la poitrine. T. : 38°,1 le matin, 37°,8 le soir. Pouls 120.

Le 30. L'intelligence plus libre ; aux questions, réponses courtes et lentes, avec fort embarras de la parole. Légère rigidité des extrémités droites. Réflexe rotulien encore exagéré. Obscurcissement de la respiration disparu. Température normale.

5 mai. Toute raideur et exagération des réflexes a disparu ; même état qu'avant l'attaque ; il marche et parle comme auparavant.

Les semaines suivantes, parfois excitation assez vive, apparemment causée par des hallucinations. Pendant ce temps, visage rouge, anxiété, délire à haute voix; excitation motrice; il frappe autour de lui et se défend contre qui l'approche et le touche. Parole incompréhensible et saccadée.

A la mi juillet, état d'apathie et indolence, il reste immobile tout le jour, sans se soucier de ce qui l'entoure; si on lui parle, on obtient quelques mots lents, incompréhensibles. Le fait-on lever? on constate une marche spasmodique et incertaine, analogue à la démarche de la paralysie spinale spasmodique. Il marche penché en avant, s'avance tout d'une pièce, les genoux un peu fléchis, lentement, les jambes enlevant à peine le pied au-dessus du sol. Les membres inférieurs sont raides, et surtout dans les mouvements passifs. Réflexes rotuliens exagérés. Pas de tremblement épileptoïde; force motrice affaiblie. Aux membres supérieurs, tendance à la contracture, des plus nettes dans les mouvements passifs brusques; au repos, muscles flasques et non tendus. Pas d'exagération des réflexes tendineux. La sensibilité paraît exagérée, du moins manifestation de vive douleur à la figure.

Ce maintien d'automate s'exagère; il faut nourrir le malade; il gâte. Outre la rigidité des extrémités inférieures, qui sont tenues rigides en extension, il y a de la rigidité des membres supérieurs; parfois, tremblement des mains s'exagérant dans les mouvents. Outre de l'hyperexcitabilité, le malade présente une attitude craintive; il montre la plus grande anxiété quand on porte vivement la main sur lui.

Au cours d'octobre, se développent dans les extrémités supérieures raideur et rigidité durables, surtout au membre gauche, qui est tenu fléchi; il y apparaît dans les mouvements passifs une tension musculaire considérable; dans les mouvements brusques, il y paraît un fort tremblement. Réflexe tendineux exagéré aux membres supérieurs, phénomène du pied peu accentué au contraire. Réflexes cutanés exagérés.

En novembre, la contracture en flexion du bras gauche s'accentue. Le bras est appliqué au thorax; l'avant-bras est en demi-pronation, à angle droit sur le bras; la flexion de la main et des doigts est telle que les ongles entrent dans la paume de la main. L'extension du bras ou de la main n'est possible qu'en partie dans les mouvements passifs très lents. La main est froide, un peu cyanosée. Le bras droit a des tendances à la contracture; il est en flexion, mais se laisse assez facilement étendre; mais il est complètement impotent; les quelques mouvements actifs conservés sont lents et s'accompagnent de vifs tremblements.

Les jambes sont contracturées en extension; les muscles, surtout les groupes des adducteurs, sont durs et tendus; les pieds sont en varus équin. Fort phénomène du pied à gauche.

12 novembre. Attaques paralytiques. État comateux. Aucune réaction. Face rouge. Tête et yeux tournés à gauche. Pupille G < D. Sur tout le corps, tremblements et secousses fibrillaires. Pas de parésie ni de paralysie nette. A droite, absence du réflexe abdominal. Tous les réflexes tendineux exagérés. Tous les membres et la nuque sont absolument rigides; contracture des deux bras en flexion. Pas de réflexe crémastérien. On ne constate pas d'hyperesthésie. T. : soir, 38°,7. Pouls petit, 74.

Le 13. Même état ; le matin, nystagmus horizontal passager. Grincement des dents, râle trachéal, rien dans les poumons. T. : matin, 38°,8 ; soir, 39°,3.

Le 14. Malade moins inconscient, les secousses fibrillaires ont disparu, ainsi que les tremblements. D'ailleurs même état. T. 39°,4 ; soir, 40°,1.

Le 16. Le malade s'alimente; la raideur des membres persiste ; les deux bras sont contracturés en flexion, plus le gauche que le droit. Réflexes tendineux exagérés. Réflexe crémastérien existe. L'hyperesthésie généralisée et l'anxiété réapparaissent. Mis sur ses pieds, il peut à peine se redresser et faire quelques pas si on le soutient. Aux deux fesses, escarres superficielles. Au reste inconscience absolue. Il ne parle presque plus.

Cet état persiste, le décubitus progresse. En décembre il y a une large escarre à gauche ; élévation de température: 39° à 39°,5 le soir. Nutrition mauvaise, le malade s'alimente difficilement.

30 décembre. La contracture est égale des deux côtés. Les deux bras sont

tenus étroitement serrés contre le thorax, l'avant-bras en légère pronation, à angle droit sur le bras ; la main fléchie fortement et les doigts contracturés dans la paume. L'extension du bras ne peut être produite que difficilement et très incomplètement. Mains froides, cyanosées ; membres supérieurs toujours contracturés en extension. Tous les essais de flexion, d'abduction rencontrent une vive résistance. Tremblements, exagération des réflexes. Hyperesthésie.

Les escarres tendent à guérir. Pas de température.

5 janvier. Tandis que la contracture des bras persiste, la contracture en extension des membres inférieurs a disparu. Les jambes sont tenues fléchies au genou et sur le bassin, sans rigidité ni tension musculaire bien forte dans les mouvements passifs. Les fléchisseurs de la cuisse se tendent, mais on peut étendre la jambe complètement. Le groupe des adducteurs est dur et tendu. La musculature de la jambe est assez flasque. Le réflexe patellaire est moins exagéré, on n'obtient pas de tremblements épileptoïdes. Il n'y a pas de parésie ou de paralysie du rectum et de la vessie. État général précaire. Pouls petit, accéléré. Léger catharre bronchique.

Le 12. Plus aucune rigidité des jambes ; résistance faible aux mouvements passifs, due à la tension des fléchisseurs ; mais pas de paralysie absolue, comme le prouve le réflexe plantaire. Les réflexes rotuliens sont faibles, du moins la percussion du tendon ne produit pas de mouvements d'extension. Vive contracture des membres supérieurs. Le malade est mourant. Bronchite généralisée, respiration accélérée. Pouls petit, varie de 110 à 120. T. soir, 40°. Mort le 13 janvier.

AUTOPSIE, deux heures après la mort. — Crâne mince, mais dur. Surface interne inégale. Dans le sinus longitudinal, caillots récents. Pie-mère trouble et œdématiée fortement. Circonvolutions amincies et écartées l'une de l'autre. Les lésions sont plus accentuées à droite (lobe frontal) qu'à gauche. Les lésions diminuent en arrière. Ventricules latéraux élargis, pleins de sérosité claire. L'écorce amincie sur la coupe. Substance blanche plus ferme. Rien dans les ganglions, la protubérance et le bulbe. Dure-mère spinale adhérente par places à la pie-mère, mais normale. Moelle un peu aplatie d'avant en arrière. La substance en est molle. A la coupe, les cordons postérieurs sont gris sale.

Pleurésie fibrineuse, hémorrhagique. Bronchite généralisée. Atrophie brune du cœur peu avancée. Escarres gangrenées.

EXAMEN MICROSCOPIQUE. — Après durcissement, pas de coloration grise spéciale à la coupe microscopiquement. Épaississement moyen des vaisseaux ; légère augmentation du tissu interstitiel, plus accentuée à la périphérie de la coupe ; elle est assez accentuée à la partie inférieure des cordons postérieurs par places pour être regardée comme pathologique. Mais là même, elle n'est pas assez marquée pour être regardée comme une lésion importante du tissu nerveux. *Spécialement, les cordons latéraux ne présentent aucune lésion pathologique notable, de quelque nature que ce soit.* La substance grise ne présente nulle part une apparence anormale notable. Les cellules ganglionnaires sont çà et là assez fortement pigmentées ; mais leur contour, leur noyau et leurs nucléoles sont nets. Rien dans la protubérance, le bulbe, ni la capsule interne.

Lésions communes des vaisseaux de l'écorce. Épaississement des parois, ectasie, avec multiplication des noyaux; les gaines sont pleines de petits éléments cellulaires, d'amas pigmentaires et de corpuscules sanguins rouges. La substance fondamentale est peu lésée et les éléments cellulaires ne sont que peu multipliés. Cependant les petits éléments cellulaires du tissu intercalaire, analogues à ceux des gaines, sont en général réunis en amas, et surtout au voisinage des plus grosses cellules ganglionnaires, sans qu'il existe d'espace péricellulaire; souvent on voit aussi ces petits éléments, encastrés dans des entailles du protoplasma des cellules ganglionnaires, semblant entourer toute la cellule. Ces lésions existent surtout dans les cellules moyennes. En outre, les grosses cellules pyramidales des circonvolutions centrales sont les unes fortement pigmentées, mais intactes; d'autres très nombreuses sont évidemment dégénérées. Elles sont en partie boursouflées, à contours mal délimités, ne laissant plus reconnaitre ni noyau, ni nucléoles, et ne présentent souvent que quelques amas irréguliers du pigment des autres cellules. Dans la substance blanche sous-corticale, même lésion des vaisseaux, mais peu de multiplication des éléments cellulaires; quelques cellules araignées.

Obs. 30. — Berger. *Neurol. Centralblatt*, 1884, n° 22, p. 55. *Symptômes d'asphyxie locale envahissant tout le bras, s'accompagnant d'embarras de la parole d'abord passager, puis permanent, puis de secousses cloniques. Attaques épileptiformes et spasmes toniques partiels ou généralisés. Démence. Mouvements automatiques. Embarras de la parole. Réflexes normaux. Parésie et mouvements choréiformes du bras droit. Rigidité, puis contracture en flexion des membres inférieurs. Pas de troubles oculaires. Sensibilité normale. Réaction électrique des muscles, normale.* — Autopsie. *Atrophie cérébrale. Adhérences de la pie-mère. Foyer de ramollissement du corps strié. Quelques corps granuleux dans les cordons latéraux. Pas de lésion de la moelle à l'examen microscopique.*

Femme de 28 ans, couturière, a présenté en 1875 des phénomènes vaso-moteurs particuliers: la main devenait froide, blanche, insensible; cela a duré une quinzaine de minutes. La pâleur s'étendait au bras; simultanément, troubles considérables de la parole. Ces attaques, journalières d'abord, s'espacent, mais il survient des convulsions cloniques du bras sans perte de connaissance. En décembre, attaques épileptiformes: la malade devient maladroite, oublieuse; quelques idées délirantes; excitation. Les attaques, qui ont disparu, reprennent en 1877, et s'accompagnent de secousses de la face avec spasmes toniques des membres.

Décembre 1879. Démence. La malade fait des mouvements de balancement de la tête et du tronc tels qu'elle tombe parfois, elle peut les arrêter sur un ordre, pour recommencer bientôt.

Les pupilles sont égales et réagissent: pas de tremblement ni de déviation; embarras de la parole considérable. Accrocs: pas de scansion; tremblement de la face ; le bras droit est plus faible que le gauche, un peu tremblant ; marche lente non incoordonnée ; muscles maigres non atrophiés ; excitabilité électrique et réflexes normaux ; pas de clonus, sensibilité normale ; tuberculose des sommets. Gâtisme ; rien dans les urines.

Octobre 1880. Les troubles moteurs s'accentuent ; la malade est tenue au lit.

Janvier 1881. Aggravation de tous les symptômes, parésie du bras droit qui présente en outre des mouvements choréiformes consistant en l'élévation de l'épaule et mouvement de latéralité du poignet, quelques petits mouvements des doigts, surtout du pouce : ces mouvements sont évidemment involontaires. Muscles amaigris, mais réaction électrique normale ; pas de tension musculaire, pas de troubles de la sensibilité. Les membres inférieurs se sont placés peu à peu en flexion : à gauche, flexion du genou et rotation de la cuisse en dedans. Aucun mouvement volontaire ; forte résistance à l'extension. A droite, flexion légère. Les mouvements volontaires y sont parétiques et lents. Les muscles sont mous, amaigris, mais se contractent normalement à l'examen électrique. Réflexes non exagérés ; sensibilité conservée ; de temps en temps, la malade crie et s'agite.

14 février. Flexion de plus en plus rigide des membres inférieurs, mouvements choréiformes moins intenses ; cris, agitation, escarres sacrées et trochantérienne droite. Craquements aux sommets. Fièvre. Mort. Durée de la maladie, 6 ans.

Autopsie, dix heures après la mort. — L'extension complète des membres inférieurs est impossible. Atrophie cérébrale. Pie-mère très épaissie, très adhérente, même sur le lobe occipital ; foyer de ramollissement rouge jaune de la partie antérieure du corps strié, s'étendant dans l'épaisseur de la substance grise. Poids du cerveau, 850 gr. Dure-mère spinale saine, pie-mère épaissie ; les cordons postérieurs sont grisâtres dans la région cervicale.

Tuberculose pulmonaire, légère endocardite. L'examen de la moelle à l'état frais montre l'existence de corps granuleux nombreux dans la partie postérieure des cordons latéraux, rien ailleurs, si ce n'est quelques rares corps granuleux. Après durcissement, l'examen microscopique n'a montré aucune lésion de la moelle.

Ces faits sont tout à fait exceptionnels, et l'explication en est absolument obscure ; ils s'opposent à ceux que Westphal a décrits, dans lesquels, malgré l'existence de lésions du cordon latéral, il n'existait pas de contracture ; mais ces dernières observations ne se rapportant pas à la paralysie générale, nous ne nous en occuperons pas ici. Dans les deux observations précédentes, nous ne constatons vraiment aucune particularité qui les différencie des autres, aucune lésion cérébrale particulière, et l'on est obligé jusqu'à nouvel ordre d'admettre des troubles fonctionnels ayant leur origine dans les lésions cérébrales.

Nous rappellerons à ce propos, en passant, que dans l'une des observations antérieurement citées, il existait une hydrocéphalie interne telle, que la paroi externe de la corne postérieure du ventricule latéral ne formait plus qu'une même poche et que le liquide était pour ainsi dire visible de l'extérieur. On trouvait ici la lésion ordinaire des faisceaux latéraux.

Faisons toujours remarquer que, tout en affirmant l'absence de lésions, les auteurs notent, l'un, un certain degré de méningite spinale ; l'autre, la présence de corps granuleux dans la partie postérieure des cordons latéraux. La moelle n'était donc pas aussi indemne qu'ils ont bien voulu le dire.

Quoi qu'il en soit, les lésions étaient relativement faibles et, pour expliquer ces cas, on est obligé de faire intervenir une influence corticale, ou bien d'admettre l'hypothèse de Schüle, qu'il existe dans l'axe nerveux un système inconnu ayant des fonctions analogues à celles du faisceau pyramidal.

CHAPITRE IX

Contractures consécutives aux lésions en foyer.

Nous allons passer rapidement sur les contractures consécutives
aux scléroses latérales d'origine centrale certaine. Ces contractures
ne se produisent qu'une fois sur cent, à la suite des attaques paralytiques dont les hémiplégies consécutives sont presque toujours
transitoires (1).

Quand la paralysie persiste, elle a un caractère monoplégique ou
hémiplégique, elle peut aussi se localiser à la face (2) ; elle est flasque,
ou suivie de contractures qui ont les caractères des contractures par
dégénération des faisceaux pyramidaux. La paralysie et la contracture
consécutive nous paraissent être incomplètes en général, tant au
point de vue de l'intensité qu'au point de vue de la localisation.

Nous en ferons un court exposé anatomo-pathologique. Ces lésions
centrales ont été décrites depuis longtemps, et Magnan, dans ses
leçons, en a rapporté des cas des plus intéressants ; elles ont été étu-
diées surtout à propos de l'aphasie dans la paralysie générale.
Lissauer (3), plus récemment, en a fait une étude spéciale. Nous
devons faire remarquer que, si Lissauer a observé et cité des cas de
monoplégie brachiale à la suite des lésions en foyer, celles-ci paraissent intéresser surtout les centres du langage. Un cas récent
d'Ascher (4) vient à l'appui de ce dire ; il s'agit d'un paralytique qui

(1) Forel. *Correspondenzblatt f. schweizer Aerzte*, 1882, XIV, p. 552.

(2) Magnan. *Recherches sur les centres nerveux*, p. 475. Paralysie générale avec
aphasie incohérente et paralysie faciale droite. Encéphalite chronique interstitielle
diffuse plus accusée sur l'hémisphère gauche et principalement au niveau du lobe fron-
t   de la troisième frontale et des circonvolutions commissurales sylviennes.

(3) Lissauer. Réunion des aliénistes de l'Allemagne occidentale, 2 mars 1891.
Analysé dans *Allg. zeits. f. Psych.*, t. XLVIII, p. 396.

(4) Ascher. *Allg. zeits. f. Psychiatrie*, 1893, t. XLIX.

présenta des symptômes de surdité verbale, et chez qui, à l'autopsie, existait une lésion dégénératrice de la première circonvolution temporale, avec atrophie du corps genouillé externe du même côté. Nous n'avons pas à insister sur ces faits. Nous-même nous possédons une observation de ces lésions en foyer avec sclérose descendante; nous la publions plus loin (obs. 35).

Les lésions cérébrales sont ici de deux espèces : elles peuvent être soit un véritable ramollissement, soit un degré très avancé des lésions de la paralysie générale. Dans ce dernier cas, on trouve les circonvolutions intéressées très atrophiées, très amincies, avec de grosses lésions cellulaires. La dégénération descendante affecte les mêmes caractères que celles qui sont consécutives aux hémorrhagies cérébrales. Ce sont en général des lésions corticales ; Zacher a réuni quelques cas de lésion de la capsule interne, et il n'a pas observé de paralysie ou de contracture permanente (1).

Dans notre observation, il s'agit d'une femme qui, à la suite d'une attaque apoplectiforme, présenta une hémiplégie gauche avec légers symptômes spasmodiques de ce côté. A l'autopsie, il existait une lésion ayant l'aspect des véritables foyers de ramollissement, et après avoir incisé à ce niveau la substance cérébrale, on se trouvait en présence d'une petite cavité kystique ; la lésion occupe la base des deux circonvolutions ascendantes.

Il y a sclérose évidente sur les pièces fraîches du faisceau pyramidal du même côté, qui, après durcissement dans le liquide de Müller, a pris une coloration jaune clair caractéristique. En dehors des cas de ramollissement cérébral vrai, il faut admettre dans tous ces cas une lésion due à la paralysie générale elle-même. (Lissauer, Ascher.)

La lésion peut être encore indépendante de la paralysie générale, comme surajoutée. Le cas de sarcome angiolithique décrit par Magnan en est un bel exemple (2). Cette tumeur n'avait d'ailleurs traduit sa présence par aucun symptôme.

Obs. 31. — Calmeil. *Traité des maladies inflammatoires*, obs. 44. — Hémorrhagie cérébrale. Hémiplégie gauche complète qui rétrocède incomplè-

(1) *Archiv. f. Psychiatrie*, XIX.
(2) *Recherches sur les centres nerveux*, p. 484.

tement, puis est suivie de contracture. Dans l'épaisseur du corps strié droit, petite cavité affaissée, tapissée d'une fausse membrane unie, transparente, sans coloration particulière des parties adjacentes.

Obs. 32. — Forel. Réunion des médecins aliénistes suisses, *Correspondenzblatt für Schweizer Aerzte*, 1882, XIV, p. 552. — Paralysie générale datant de quatre ans. Attaques avec convulsions du côté droit. Hémiplégie consécutive suivie de contracture, puis aphasie. — Autopsie. Pas de lésions en foyer, mais cirrhose extraordinairement avancée de l'hémisphère gauche, qui pèse 320 gr. Atrophie des couches optiques et des corps striés (celle-ci moins accentuée) plus avancée à gauche. Dégénération des faisceaux antéro-latéraux, bien plus accentuée du côté de la contracture.

Cas analogue de Challand sans histoire clinique (cité dans le même journal).

Obs. 33. — Eickholt. *Arch. für Psych.*, XII, p. 433. — Syphilis depuis sept ans. Symptômes de paralysie générale. Secousses cloniques et paralysie passagère du côté droit. Apparition de vésicules sur ce membre. Attaques apoplectiformes. Exagération des réflexes. Contracture du membre inférieur droit. — Autopsie. Ramollissement de la partie postérieure de la troisième circonvolution frontale gauche, du tiers inférieur des deux circonvolutions ascendantes de l'insula, d'une partie du lobe temporal ; en ces points, les adhérences méningées sont très accentuées. Après durcissement, on constate une coloration claire, caractéristique, de la partie postérieure des faisceaux latéraux dans la région cervicale. A gauche, cette coloration s'efface bientôt. A droite, elle peut être suivie jusque dans la moelle dorsale inférieure. Nombreux corps granuleux dans ces régions.

Obs. 34. — Brie. 48e Réunion ordinaire de la Société psychiatrique de la Province rhénane. Bonn, 14 novembre 1891 (rapporté dans *Allg. Zeits. f. Psych.*, t. LXVIII, p. 482). — Brie a observé, chez un paralytique, des secousses à caractère tonique et clonique qui ont persisté des semaines et des mois pendant une année, à l'état de symptôme isolé. Elles occupaient la main droite. — A l'autopsie, on trouva une atrophie considérable d'une partie de la région supérieure de la circonvolution pariétale ascendante gauche.

Obs. 35 (Personnelle). — *Agitation maniaque. Hallucinations. Symptômes de paralysie générale. Hémiplégie gauche totale avec légère contracture du bras. Hémianesthésie gauche presque complète, sensitivo-sensorielle. Strabisme.* — Autopsie. *Cavité kystique de la base des circonvolutions ascendantes droites. Dégénération secondaire du faisceau pyramidal gauche.* — Sophie Z..., célibataire, marchande de lingerie, entrée le 16 octobre 1893. Asile de Villejuif, service de M. Briand.

Certificat de la Préfecture. — Agitation maniaque qui paraît être d'origine alcoolique. Attaques convulsives. Hallucinations visuelles pénibles. Vols imaginaires. Propos extravagants. Actes déraisonnables. Turbulence nocturne. Hésitation de la parole. Tremblement des mains. Croit être dévalisée de vive force par des individus qui l'ont endormie ou empoisonnée.

Certificat de Sainte-Anne. — Affaiblissement des facultés mentales avec hallucinations. Idées de persécution. Excitation. Propos incohérents. Parole légèrement hésitante.

24 octobre 1893. A son entrée, on constate tous les symptômes d'une paralysie générale avec excitation maniaque et prédominance d'idées de persécution. Les pupilles sont dilatées, la droite plus large que la gauche. Hésitation de la parole. Elle raconte « qu'ils lui ont extorqué ses affaires sans se cacher; on est venu à quatre heures du matin par des trous du plancher pour la voler ».

Dans les premiers jours, la malade va, vient, s'agite.

Le 3 novembre au matin, Z... est affaissée, ne répond pas aux questions. Hémiplégie gauche incomplète : le membre supérieur est fléchi à angle droit, très légèrement contracturé, et présente quelques petites secousses cloniques. Le membre inférieur est en demi-flexion ; il est flasque.

Tous les réflexes sont très exagérés. Paralysie faciale inférieure gauche complète. Strabisme externe gauche : au repos, l'œil gauche est légèrement dévié en dehors et en haut, mais sans s'écarter beaucoup de la ligne médiane. Si l'on fait regarder la malade à droite, les deux yeux se déplacent dans ce sens, mais, au bout d'un instant, l'œil gauche se replace invinciblement dans sa position anormale. Dans le regard porté à gauche, les mouvements des yeux sont normaux.

Pupille gauche plus petite que la droite, immobile à la lumière. La pupille droite réagit faiblement. Toutes deux sont moyennement dilatées. La fente palpébrale est moins large à gauche qu'à droite.

Pas de déviation de la langue. La parole est lente. La malade sait son nom, son lieu de naissance, dénomme les objets qu'on lui montre. La sensibilité à la douleur et à la chaleur est très obtuse dans tout le côté gauche du corps. Les sensations sont mal localisées. La sensibilité paraît au contraire à peu près normale à droite.

6 novembre. L'état général s'améliore, mais la paralysie reste dans le même état. On essaye de la faire écrire, elle ne produit que quelques griffonnages; on devine plus qu'on ne reconnaît les deux ou trois premières lettres de son nom (Sophie). On n'a obtenu d'ailleurs ce résultat qu'à grand'peine, en la pressant vivement.

M. Briand établit le traitement spécifique : frictions mercurielles, iodure de potassium.

Le 8. Elle dit qu'elle va bien, mais que tout ce qu'on lui donne est mauvais.

Le 13. Stomatite, salivation abondante. Cessation du traitement. Pas d'albumine dans les urines.

Pupilles énormément dilatées, immobiles. La malade a un peu de fièvre le soir, elle s'affaiblit. Somnolence; il faut la secouer pour obtenir une réponse.

La parole est nasonnée. La tête est tenue toujours tournée à gauche, mais la nuque n'est pas raide et obéit aux mouvements passifs. Le membre inférieur gauche est flasque; à la percussion du tendon rotulien, contraction musculaire sans déplacement de la jambe. Le membre supérieur est à demi contracturé. Les petites secousses qui existaient le 3 novembre ont disparu. Le réflexe tendineux est exagéré aux deux membres droits et au membre supérieur gauche. Ptosis léger de l'œil gauche; du moins la fente palpébrale est plus étroite de ce côté. Quand le regard est dirigé en face, l'œil gauche est en léger strabisme supéro-externe. Léger nystagmus dans la fixation; l'hémianesthésie est toujours très nette. Le réflexe plantaire est nul à gauche, il existe à droite. Peut-être y a-t-il une légère hémianesthésie sensorielle (le goût). La malade ne paraît pas désagréablement impressionnée quand on place du poivre sur la moitié gauche de la langue.

Novembre 1893. La malade s'affaiblit. La parole reste toujours peu embarrassée, mais très lente. Les ordres faciles sont bien exécutés (lever la main, la placer sur la tête, etc.); elle dénomme bien les objets qu'on lui montre. Une petite escarre du dos est en voie de guérison : elle avait débuté il y a quelques jours, mais il s'en forme une autre, symétrique, et une troisième au sacrum. Les caractères de la sensibilité restent les mêmes. Les urines ne contiennent ni sucre, ni albumine. Affaiblissement progressif. Parole de plus en plus incompréhensible, toujours lente. Râles dans toute la poitrine. Mort le 4 décembre.

AUTOPSIE, vingt-quatre heures après la mort. — Cadavre bien conservé. Encore un peu de rigidité cadavérique. *Moelle.* Coloration grisâtre de la région du faisceau pyramidal gauche.

Cerveau. Opalescence et épaississement de la pie-mère. Hémisphère gauche : quelques adhérences assez diffuses, mais peu profondes. Hémisphère droit : la partie supérieure des circonvolutions ascendantes est saillante; la partie inférieure, au contraire, ainsi que le pied de la troisième frontale, est profondément déprimée. La décortication montre des adhérences au niveau de la partie antérieure des frontales, au niveau du pli courbe. Elle laisse des ulcérations profondes au niveau du lobe temporal (deuxième et troisième surtout), dans sa partie postérieure. Au niveau du point déprimé décrit plus haut, la décortication est impossible sans arracher le tissu complétement ramolli, le ramollissement paraît occuper les circonvolutions décrites, plus l'insula. Une incision verticale faite au pied de la troisième frontale montre la présence d'un kyste du volume d'une noisette, à parois lisses, mais ramollies, contenant un liquide louche. On n'a pas fait de coupe de l'hémisphère à cause de l'état de mollesse de toute la substance cérébrale en vue d'un examen ultérieur. Granulations de toute l'étendue du quatrième ventricule. Pas d'œdème cérébral. Les artères du cerveau paraissent saines.

Foie mou, d'aspect graisseux. *Reins* mous; ils sont congestionnés, se décortiquent bien. *Cœur* dilaté. Pas de lésions valvulaires. La surface de l'aorte dans toute son étendue n'est pas lisse, mais légèrement mamelonnée sans qu'il y ait à vrai dire des plaques d'athérome. Rate un peu volumineuse.

Poumons. Cicatrices fibreuses du sommet gauche. Emphysème des deux sommets. Les deux bases sont très congestionnées, quelques noyaux de broncho-pneumonie.

Dans la liqueur de Müller la région du faisceau pyramidal croisé droit a pris une coloration claire caractéristique.

OBS. 36 (résumée). — ZACHER. *Archiv. für Psychiatrie*, 1884, cas 5. — Hérédité chargée. Depuis la fin de 1878, changement de caractère, oublis, quelques douleurs de tête, dépression, insomnie. Augmentation de la céphalalgie. Tentative de suicide.

Entré en septembre 1880. Démence avancée. Idées de grandeur. Œil gauche atrophié. Parésie faciale droite légère. Peu de troubles de la parole. Absence des réflexes rotuliens. La sensibilité paraît intacte. Pas d'ataxie ou de trouble de la motilité.

Avril 1881. Brusque paralysie droite, sans perte de connaissance, pas de troubles nets de la sensibilité. Incontinence d'urine. Contracture progressive en flexion du bras droit. La paralysie du membre inférieur reste flasque et s'améliore. Lésions de la vessie, des reins. Mort. — AUTOPSIE. Hémorrhagie récente de la base du crâne. Pas d'atrophie du cerveau. Nerf optique gauche, mince et gris, corps genouillé externe plus petit que le droit. Adhérences et épaississement de la dure-mère et de la pie-mère. Coloration grise des cordons postérieurs. Dégénération grise des cordons postérieurs. Dégénération secondaire des faisceaux pyramidaux droits. Foyer hémorrhagique ancien de la moitié gauche supérieure de la protubérance.

En résumé, pour prendre la question à un point de vue général, les lésions localisées dans la paralysie, sans être absolument rares, sont peu fréquentes, et font partie des « lésions accessoires ». Selon l'expression de M. Magnan (1), « les congestions, les hémorrhagies, les ramollissements circonscrits sont purement accidentels; d'autres lésions, les scléroses circonscrites, traduisent plus complètement en un point limité la lésion généralisée ».

(1) MAGNAN. Recherches sur les centres nerveux ; communication à la Société de Biologie. *Revue mensuelle*, 1877, p. 485.

CHAPITRE X

Étiologie.

La contracture permanente des paralytiques généraux n'est pas un fait extrêmement fréquent. Sur 136 femmes paralysées qui ont passé sous nos yeux depuis quelques mois, nous n'en avons observé que 4 cas. Sur 288 hommes paralytiques, M. le D\ Vallon n'en a observé que 2 cas. Fürstner, sur 145 cas suivis d'autopsie, a vu 4 malades de ce genre. D'autre part, dans une statistique importante, Siemerling, donnant les résultats de ses examens des réflexes chez 151 paralytiques pendant plusieurs années, ne parle pas de contractures. Il en est de même dans une statistique de Westphal quoique ces auteurs rapportent à la fin de leur travail les observations résumées de ceux de leurs malades, qui leur ont présenté quelques phénomènes particuliers. Dans la thèse de M. Renaud, sur près de 500 paralytiques, il n'y a que 7 observations de malades ayant présenté des contractures.

Nous avons recherché si la syphilis jouait un rôle particulier chez les paralytiques à contractures. Les cas dans lesquels la syphilis a été notée sont peu nombreux. Sur les 42 observations que nous avons relevées, elle n'est indiquée que 7 fois d'une façon certaine et une fois comme douteuse. Le malade de Zacher (obs. 18), qui présenta de l'amyotrophie généralisée, avait eu la syphilis. Six ans après, il présente de la paraplégie incomplète et de l'embarras de la parole. Le traitement spécifique fit disparaître ces symptômes. Un an plus tard, la paralysie générale apparaît, s'accompagne de symptômes spasmodiques, puis de contractures, et enfin d'atrophie musculaire avec névrite périphérique. A l'autopsie, on ne constata aucune lésion qui rappelât la syphilis. C'est encore chez un malade à atrophie musculaire que

nous trouvons la syphilis : nous voulons parler de notre malade
Na..., qui, elle aussi, fait actuellement de l'atrophie des muscles
triceps de la cuisse. La paralysie générale a débuté onze ans environ
après la syphilis.

Mendel rapporte un cas dans lequel la syphilis ignorée se révéla
à l'autopsie par des lésions d'artérite cérébrale oblitérante.

Obs. 37. — Mendel. 44e Versammlung des psychiatrien Vereins. Berlin,
1882 (*Allg. Zeitsch, f. Psychiatrie*, 1883, p. 606). — Homme à hérédité
chargée. Excès alcooliques et vénériens. A 34 ans, mydriase gauche ; à 36 ans,
mydriase droite. A 38 ans, premiers symptômes psychiques.

Craintes d'empoisonnement, idées de suicide, puis idées de grandeur et, assez
rapidement, à la suite d'attaques épileptiformes et apoplectiformes nombreuses,
démence profonde avec paralysie générale et contractures. Mort douze ans après
les symptômes oculaires, huit ans après les premiers symptômes psychiques.

Cerveau, 1,085 gr., adhérences de la pie-mère, surtout à droite, avec atrophie
considérable de l'hémisphère droit, surtout dans le lobe pariétal ; atrophie
moyenne de l'hémisphère gauche. Encéphalite interstitielle chronique ; artérite
de Heubner, dégénérescence graisseuse et pigmentaire du noyau oculo-moteur
commun ; dégénérescence secondaire des faisceaux pyramidaux.

Dans deux des observations publiées par Renaud, la syphilis est
notée. Le malade de Schülze, chez qui, deux ans après le début de sa
paralysie spinale spasmodique, survinrent des accidents qui firent
porter à Fürstner le diagnostic de paralysie générale, avait contracté la syphilis deux ans avant le début des symptômes spinaux, six
ans avant l'apparition des troubles intellectuels. En dernier lieu, phénomènes cérébraux et spinaux s'améliorèrent à ce point que le malade
put reprendre son métier de batelier. La paralysie générale, à moins
d'admettre une rémission bien complète, reste donc au moins douteuse
dans ce cas, qui est peut-être un cas de syphilis cérébro-spinale. Enfin,
chez la malade de Demange, qui présenta des symptômes de sclérose
en plaques, sans qu'il y eût de lésions médullaires, la syphilis est possible, étant données les quatre fausses couches successives. Si dans
plusieurs autres observations les renseignements sont nuls ou incom-
plets, il n'en est pas moins vrai que la syphilis n'apparaît pas ici nettement comme cause efficiente dans nos cas à contractures. Elle paraît
peut-être plus fréquente là où l'atrophie musculaire se développe
(3 fois). En résumé, l'examen soigné de nos observations ne peut éclairer

en aucune façon la question des rapports de la syphilis et de la paralysie générale.

Quant à l'alcoolisme, il n'est noté que dans un petit nombre de cas et n'a pas été cherché avec assez de soin, nous semble-t-il, pour qu'il soit utile d'analyser les observations à ce point de vue. Dans nos observations personnelles, nous l'avons noté deux fois. Dans un cas (Cl...., obs. 12), des accidents alcooliques aigus avaient précédé de loin le début certain de la paralysie générale, et le malade avait fait un premier séjour dans le service de M. Vallon à cette époque. Rappelons encore que Fürstner invoque entre autres causes l'alcoolisme comme cause possible des névrites périphériques des paralytiques généraux. Nous n'insisterons pas sur les autres antécédents morbides et sur les antécédents héréditaires de nos malades, qui sont aussi indiqués d'une façon trop irrégulière. Nous n'avons nous-même eu des renseignements positifs à ce sujet que pour le malade Cl...., dont l'hérédité était lourdement chargée.

OBSERVATIONS

Obs. 38. — Calmeil. *De la paralysie considérée chez les aliénés*, 1826; obs. 19, p. 80. — Perte de la mémoire : absences, aliénation, embarras dans la prononciation; faiblesse des membres abdominaux, démence. Plus tard (dix-huit mois après), jambes immobiles et rétractées; bras gênés dans leurs mouvements; vessie et rectum paralysés, sensibilité obtuse. Mort.

Sérosité entre les lames de l'arachnoïde; adhérences partielles entre la pie-mère et la substance corticale; coloration de la pulpe adhérente. Granulations dans le quatrième ventricule.

Obs. 39. — Zacher. *Arch. f. Psych*. 1884, cas I. — Klinger, briquetier, né en 1849, entré en janvier 1879, mort le 27 février 1882.

Célibataire. Pas d'autres renseignements sur la vie antérieure de ce malade. Son hérédité est chargée. On ne sait rien non plus sur le début de la maladie. Il était déjà malade évidemment, quand il fut condamné à plusieurs semaines de prison pour vol. Pendant sa détention, il eut une attaque suivie de confusion intellectuelle marquée et d'idées de grandeur. Il est transféré à la clinique des aliénés avant l'expiration de sa peine.

État présent : homme robuste, bien nourri, de grandeur moyenne; pupille droite plus large que la gauche; réflexe lumineux normal; commissure droite abaissée; la langue n'est pas déviée, elle est légèrement tremblante; tremblement accentué des lèvres; parole légèrement embarrassée; hésitation dans les mots difficiles. Quelques accrocs. Quelques secousses de la face; peu de tremblement des mains. La marche ne présente aucun trouble; pas de vacillement les yeux fermés et les pieds réunis. La force motrice est conservée. La sensibilité paraît absolument intacte. Réflexe patellaire existe des deux côtés. Le malade se plaint de vertiges passagers et de douleurs dans le pied gauche. Démence assez avancée. Satisfaction. Idées de grandeur en masse.

Au début de son internement, le malade est excité, il crie isolement souvent nécessaire.

Le 14 février au soir, attaque paralytique sans prodromes. Perte de connaissance; tête et regard dirigés à droite; secousses cloniques du côté droit qui cessent au bout de quelque temps. A gauche, paralysie motrice flasque complète et abolition de la sensibilité à la douleur. Réflexe rotulien exagéré à droite. Réflexe cutané manque à gauche.

15 février. L'hébétude est moindre ; il réagit quand on l'appelle. La tête et

les yeux tournés à droite. Nystagmus horizontal. Pupille droite plus petite que la gauche. La bouche est tirée à droite. Parésie faciale gauche. On ne peut plus constater de paralysie nette des extrémités. Fort tremblement du bras droit s'exagérant dans les mouvements actifs ; en outre il fait des mouvements de toutes sortes comme pour saisir. T. 37°,8. Pouls régulier, à 70.

Dans le cours de la journée, fréquentes secousses toniques des membres gauches.

16 février. La nuit passée, nouvelle attaque ; ce matin, hébétude profonde, la tête et les yeux sont tournés à gauche. Hémiplégie droite complète avec diminution considérable de la sensibilité du même côté ; du côté gauche, léger signe d'hyperexcitabilité motrice.

17 février. Le malade est un peu plus éveillé, il veut parler, mais parait ne pas pouvoir. Bras droit encore fortement parésié, tandis que la jambe accomplit encore quelques mouvements. Paralysie faciale droite moins accentuée. Cet état persiste plusieurs jours, la conscience revient peu à peu ; on constate alors une aphasie presque complète.

Le 22. Tous ces symptômes ont disparu, mais la parole reste plus embarrassée qu'auparavant. Dans la suite, état variable : tantôt le malade est tranquille, amical, gai ; tantôt excité, querelleur, parfois très bruyant. Le poids du corps augmente.

25 juin. Nouvelle attaque paralytique avec hémiplégie droite qui rétrocède en quelques jours. En octobre et en novembre, nouvelles attaques avec phénomènes paralytiques et hyperexcitabilité motrice du côté gauche qui disparaissent rapidement. Malgré ces nombreuses attaques, pas de progrès notables des troubles psychiques et somatiques, si ce n'est que la parole devient plus difficile, que les secousses fibrillaires et le tremblement de la face sont plus forts ; cependant le malade est encore compréhensible, il marche un peu plus lourdement, et les jambes écartées, sans diminution de la force motrice dans son ensemble. Aux mains, le tremblement s'exagère dans les mouvements compliqués.

Dans les premiers mois de l'année 1880, quelques attaques vertigineuses avec état syncopal passager. Légère parésie droite sans autre changement.

30 septembre. Attaques violentes, hébétude profonde, face pâle et cyanosée ; commissure droite abaissée ; parésie et hémianesthésie incomplète droite ; clignement réflexe absent à droite. Dans tout le corps, tremblement et légère secousse ; réflexes rotuliens exagérés des deux côtés, plus à gauche qu'à droite. Réflexe abdominal absent à droite, réflexe crémastérien plus faible à droite ; pas de température.

Tous ces troubles durent quelques jours pour disparaître peu à peu.

1er octobre. La connaissance est revenue ; les troubles oculaires ont disparu, la parésie droite est insensible. A midi, vomissement subit suivi d'une nouvelle attaque ; un peu d'hébétement, le malade répond aux appels, etc... Commissure droite abaissée. Parésie du bras droit, rien aux membres inférieurs. Légère convulsibilité du côté gauche ; légers tremblements de tout le corps. Anesthésie

complète et totale, réflexe patellaire égal des deux côtés. Réflexe crémastérien plus faible à droite. De plus, troubles vaso-moteurs bilatéraux des deux
côtés se manifestant par la formation, sous l'excitation mécanique, d'élevures
en forme de sigillations et urticaires. De plus, troubles dysphasiques variés,
en particulier, cécité psychique bilatérale.

Après cette attaque, le malade est plus maladroit et plus dément ; il devient
profondément apathique. Les troubles de la parole augmentent, les mots sont
émis lentement, l'articulation de certaines syllabes est absolument impossible.
Tremblement de la face accentué quand le malade parle. Tous les mouvements
sont lents, maladroits et lourds, les tremblements de la main sont tels, que le
malade ne peut manger seul. La marche est raide et lente, le malade lève un
peu le pied au-dessus du sol, trébuche légèrement au moindre obstacle ou en
montant l'escalier ; pas de signe de Romberg. Réflexes rotuliens très forts, de
même que les autres réflexes tendineux des membres supérieurs.

7 janvier 1881. Attaques paralytiques suivies de tremblements généralisés ;
hébétude profonde, face très rouge, pupille droite très large ; pas de paralysie
des membres ; les tremblements sont plus forts à droite ils s'exagèrent dans les
mouvements. Le soir, agitation insensée avec mouvements impulsifs.

Le 8. Agitation disparue ; malade plus éveillé ; à midi, vomissement subit, il
reste plus abattu ; le soir, troubles dysphasiques analogues, comme le 1er octobre,
avec la même cécité psychique bilatérale. Commissure droite abaissée. Tremblement du côté droit du corps.

Le 10. Tous les troubles dysphasiques ont disparu, de même que le tremblement exagéré du côté droit. Cependant la pression de la main droite paraît plus
faible que celle de la gauche. Dans la suite, état d'excitation avec agitation motrice,
besoin de détruire, bruits insensés, état d'inconscience moyenne. Pendant cet
état d'excitation, tremblement plus fort des mains et de la face ; en outre, les
forces sont remarquablement conservées dans les bras, facile à constater en faisant
retenir un objet par le malade ou dans les mouvements passifs : cela contraste
vivement avec l'état grave du malade. En avril, le malade est assez tranquille
pendant un certain temps. Le côté droit du corps présente toujours une faiblesse
motrice évidente comparativement au côté gauche, se traduisant par la faiblesse
de la pression de la main, par le fait que le malade traîne légèrement la jambe,
l'abaissement de l'épaule et de la commissure labiale droite. Au reste, aucun
changement de l'état somatique.

20 mai. Nouvelle attaque paralytique avec prédominance à droite de phénomènes qui passent en quelques jours. Dans la suite, de nouveau, état d'excitation insensé interrompu par de légères attaques apoplectiques avec paralysie
droite. En octobre, le malade devient peu à peu tranquille et présente l'image de
la démence apathique à son dernier degré. Placé sur ses pieds, il peut encore à
peine se tenir debout et ne peut plus faire un mouvement sans soutien. Cependant, pas de paralysie vraie des extrémités inférieures. Couché, le malade peut
encore lever les jambes. La force motrice générale est amoindrie notablement,
ce qui est constatable par la pression de la main. Tous les mouvements sont

maladroits et lourds, mais sans trace d'ataxie. Cependant, tremblement plus accentué, de sorte que le malade ne peut manger seul. La musculature présente un état de contraction moyen, mais aucune trace d'atrophie. Langage à peine compréhensible. Quelques syllabes sont prononcées lentement, confusément, à peine articulées. La sensibilité à la douleur, autant qu'on peut le constater, paraît intacte. Réflexes rotuliens exagérés des deux côtés ; de même, ceux des membres supérieurs. Réflexe cutané normal. Excitabilité mécanique des muscles, non augmentée. Pas de paralysie des sphincters ; cependant, gâtisme.

Au début de janvier 1882, apparition de la tendance à la tension et à la rigidité musculaire des quatre extrémités. Ces phénomènes sont d'une intensité très variable, très évidents à certains jours, à peine indiqués d'autres fois. Le groupe des adducteurs montre une rigidité musculaire plus intense et constante, mais variable aussi dans son intensité.

12 janvier. Attaque paralytique : degré moyen d'inconscience, agitation insensée. Le malade se roule dans son lit. La tête est chaude et rouge ; pupille gauche plus large ; du côté droit du corps, tension musculaire très forte et tendance à la contracture dans les mouvements actifs ou passifs ; les mouvements passifs de la jambe sont impossibles. De même au bras gauche, mêmes symptômes spastiques ; les adducteurs sont rigides et tendus. Sensibilité à la douleur, moindre à droite ; réflexes crémastériens droits absents, réflexes plantaires très faibles. Réflexes tendineux très exagérés à droite. Clonus du genou et du pied ; exagération égale des réflexes à gauche, mais sans clonus. Excitabilité mécanique des muscles, exagérée à droite, surtout au bras.

Le 13. Le malade a repris connaissance, mais la tendance à la tension musculaire, etc. existe encore à droite, mais moins accentuée qu'hier ; tous les réflexes tendineux sont exagérés, mais plus à droite. Il n'y a plus de clonus. Les jours suivants, la tendance à la tension et la contracture musculaire augmentent. La contracture en flexion des deux jambes, passagère au début, devient permanente peu à peu et plus accentuée à droite qu'à gauche. Cependant cette contracture est d'une intensité variable et plus ou moins difficile à vaincre, suivant les jours. On sent les muscles durs et contractés, surtout les adducteurs, qui forment une véritable corde tendue. Les deux bras se placent peu à peu en flexion permanente, de sorte que l'avant-bras est appliqué étroitement sur le thorax. On peut encore les étendre passivement, mais on sent une forte tension. La station est impossible ; y avait-il paralysie complète ? on ne peut l'affirmer, car on ne pouvait faire faire des mouvements spontanés au malade. Ici encore les troubles sont plus accentués à droite. L'excitabilité mécanique des muscles, évidemment exagérée au bras droit, moins à la jambe ; rien de semblable à gauche ; sensibilité des sphincters comme précédemment. De même, exagération de tous les réflexes tendineux avec fort tremblement épileptoïde.

Au début de février, apparaissent dans l'avant-bras et la main droite des secousses musculaires peu nombreuses, apparaissant à des moments variables dans les différents groupes de muscles, interrompues par moments par des secousses plus fortes, embrassant le plus grand territoire musculaire.

Elles sont faibles quand le bras est au repos, mais s'exagèrent au moindre mouvement.

10 février au soir, nouvelle attaque : inconscience moyenne, rigidité de la nuque, mouvements passifs de la tête presque impossible, face très rouge. Les deux bras sont fortement contracturés en flexion. Les muscles sont très contracturés. Au bras droit, fort tremblement convulsif. Les deux jambes fortement étendues, les pieds en varus équin.

Flexion possible et abduction impossible à droite ; à gauche, nécessitant un grand effort. Excitabilité mécanique des muscles, exagérée à droite. Sensibilité à la douleur, diminuée à droite ; réflexes crémastériens plus faibles à droite. Tous les réflexes tendineux exagérés, clonus des genoux et des pieds. Température, 40°,2.

Le 11. Même état. Le malade revient un peu à lui le soir ; température 39°,6 le matin, et 39°,4 le soir.

Cet état persiste les jours suivants, si ce n'est que, le 16, la contracture en extension se change en contracture en flexion. Celle-ci, d'ailleurs, présente journellement un état variable dans l'intensité de la rigidité musculaire et de la flexion. En outre, les mouvements convulsifs du bras droit ont diminué. Escarres superficielles du sacrum, s'étendant rapidement en profondeur et en largeur. L'état de la nutrition, fortement compromise à la suite des périodes d'excitation, devient de plus en plus précaire.

Le 24. Attaque paralytique. Inconscience assez profonde ; pupille droite un peu plus large, légère parésie faciale droite ; les deux bras fortement contracturés en flexion ; abduction de l'avant-bras presque impossible, de même que les mouvements passifs de la tête. La jambe droite est en très légère flexion, ne présente qu'une moyenne résistance aux mouvements passifs. Adducteurs rigide ; musculature de la jambe, par contre, absolument flasque ; quand on relève le membre, elle reste pendante. Le réflexe rotulien existe encore évidemment, mais sans que la percussion ne produise aucun mouvement de la jambe, parce que les muscles fléchisseurs de la cuisse entrent en même temps en contraction. Pas de clonus du pied ni du tendon d'Achille. Le membre inférieur gauche est en extension, mais on peut aujourd'hui y produire les mouvements passifs. Les réflexes tendineux y sont très exagérés. De même, les réflexes tendineux sont exagérés aux extrémités supérieures. Anesthésie droite, réflexe cutané plus faible à droite ; le décubitus s'aggrave ; diarrhée abondante. Température, 37°,2.

Le 25. Inconscience absolue. Le malade est très affaibli ; la jambe droite est flasque et complètement paralysée, il n'y a plus aucune tension musculaire. Jambe gauche également parésiée, toute contracture y a disparu. Très faible résistance aux mouvements passifs. Les réflexes tendineux sont abolis aux deux jambes. De même, aux extrémités supérieures, la contracture a diminué, les muscles résistent peu aux mouvements passifs. Anesthésie plus accentuée à droite. Quand on soulève la paupière gauche, l'œil se ferme spasmodiquement, rien de semblable à droite. Diarrhée persistante. Il y a apparemment paralysie du sphincter anal. Les mictions sont espacées. Température, 36°,4 le matin, 37°,2 le soir. Pouls très petit, 96.

Le 26. Somnolence absolue ; secousses cloniques du côté droit de la face et du bras droit, qui est d'ailleurs complétement parésié ou flasque. D'ailleurs, même état qu'hier, intermittence de la respiration, le soir pouls filiforme. Température, 38° le matin, 37°,6 le soir. Mort dans la nuit.

L'autopsie de ce malade a déjà été rapportée plus haut, page 88.

Obs. 40. — Zacher. *Arch. f. Psych.* Cas 2. — *En janvier 1881 : deux attaques apoplectiformes. En février. Douleur dans la tête et dans tout le corps. Somnolence. Marche hésitante. Difficultés de la parole. Rémission. Au début de juin : Somnolence, apathie, oublis, augmentation de la difficulté de la parole. A l'entrée : Progrès rapides de la démence. Gaieté, idées de grandeur. Progrès des troubles de la parole. Inégalité variable des pupilles ; pouls irrégulier ; excitabilité, lourdeur dans la marche et dans les travaux manuels. Petits tremblements des mains. Attaque apoplectiforme avec troubles moteurs droits et aphasie. Décembre 1882 : Attaque grave avec troubles bilatéraux variés. Perte de la force motrice. Exagération des réflexes tendineux. Apparition de la tension et de la raideur musculaires avec contractures en flexion dans les extrémités. Tremblement, exagération de l'irritabilité musculaire, surtout à droite. Progrès de ces manifestations spasmodiques. Pas de troubles de la sensibilité. Pas de troubles vésico-rectaux. Pas d'atrophie. Décubitus à un haut degré. — AUTOPSIE. Pie-mère trouble et œdémateuse. Adhérences solides avec l'écorce. Forte atrophie et sclérose de tout le cerveau. Moelle mince, sans lésion macroscopique. Au microscope : dégénération des deux faisceaux pyramidaux latéraux. — K..., tailleur de pierres, marié, 31 ans, entré le 14 juillet 1881, mort le 17 février 1883.*

C'était un homme travailleur, solide, sans maladies antérieures. En janvier 1881, deux attaques apoplectiformes, sans prodromes, précédées de vertiges, d'étourdissements, d'impossibilité de parler, de parésie droite. Ces troubles disparaissent rapidement chaque fois.

En février, douleurs de tête et douleurs déchirantes dans tous les membres, surtout nocturnes. Insomnie. Légers tremblements des mains, accrocs dans la parole et bégaiements. Incertitude dans la démarche. Tous ces phénomènes s'apaisent après un séjour à l'hôpital, et le patient peut faire quatorze jours de service dans la landwer en mai.

Mais bientôt, somnolence, indifférence, oublis, embarras de la parole. Le malade entre le 14 juillet.

État actuel. — Le malade, de grandeur moyenne, solide et bien nourri. Pas d'asymétrie faciale ni crânienne ; visage rouge, pupilles en moyenne dilatation, réagissent bien. Commissure droite un peu abaissée. Pli naso-labial effacé complétement. Langue non déviée, tremble un peu. Fort tremblement de la face en ouvrant la bouche, etc. Parole très nasillarde, hésitante, bégayante, pas de tremblement des mains. Marche les jambes écartées, avec incertitude ; pas de vacillement dans la station les yeux fermés. Force motrice bonne, sensibilité paraissant intacte. réflexe rotulien conservé, réflexe cutané très vif. Du reste, expression stupide. Visage sans expression. sans vie, maintien raide, automatique.

Réveille-t-on le malade de sa léthargie? on obtient de courtes réponses qui sont lentes à venir, chaque mot a de la peine à sortir. Comme la parole, tous les mouvements sont lents. lourds, incertains. En somme, démence profonde. Pouls plein, un peu irrégulier, à 60. A l'ophtalmoscope, dilatation assez forte, surtout des vaisseaux veineux. Pas d'autres anomalies.

Dans la suite, le malade devient plus vivant, prend part à ce qui se passe autour de lui; ses mouvements deviennent plus naturels, plus légers, il parle plus; toutes les manifestations intellectuelles sont lentes. Il est plus gai, il rit beaucoup, parle à l'occasion de son excellente santé, de ses grandes connaissances, de ses services militaires, etc. En somme, démence absolue. De temps en temps, douleurs de tête, bourdonnements d'oreilles, les troubles de la parole font des progrès lents, mais continuels, le pouls est très variable dans sa fréquence, sa force et sa régularité. L'état des pupilles varie aussi : c'est tantôt l'une ou tantôt l'autre qui est la plus large.

Le 20 septembre et le 2 octobre, légère attaque avec vertiges, éblouissements, bourdonnements d'oreilles, faiblesse des membres droits, mydriase droite, embarras plus grand de la parole. Ces troubles passent rapidement. Pas de changement dans les mois suivants. Le malade marche les jambes écartées, levant à peine les pieds au-dessus du sol. Léger vacillement et incertitude en tournant. Le tremblement de la face s'accentue; satisfaction.

En janvier et en mars 1882, grandes attaques apoplectiques avec perte de connaissance légère, parésie faciale droite, hémiparésie droite, dysarthrie, vif tremblement de la face. Après la dernière attaque, la parole reste plus mauvaise, presque incompréhensible, les tremblements de la face existent même au repos ; pupilles et pouls comme auparavant, satisfaction, mais excitation passagère avec secousses dans la face. Tremblement des mains et de tout le corps et accentuation des troubles de la parole, lenteur et maladresse considérables avec tremblement, surtout dans les mouvements un peu délicats; démarche raide. Le malade butte dans les escaliers, souvent impotence visible du côté droit.

12 novembre. Petite attaque avec parésie droite sans troubles de la sensibilité, aphasie amnésique assez durable.

Dans le cours du mois, tendance à la raideur musculaire dans les mouvements passifs; dépense de force considérable sans rapports avec son but; la force motrice diminue d'ailleurs : Exagération de tous les réflexes tendineux. Démence apathique.

16 décembre. Attaque. Déviation des yeux et de la tête à droite ; pupille G > D; commissure gauche abaissée, parésie gauche, hémianesthésie incomplète, tension musculaire exagérée à droite, tendance à la contracture. Absence

du réflexe crémastérien à gauche ; exagération des réflexes, surtout à droite. A gauche, pas de réflexe palpébral. Le malade crie, porte ses mains à ses organes génitaux, s'agite. T. 37°,4 à gauche ; 37°,2 à droite ; pouls, 72.

Le 17. La parésie a à peu près disparu. Hémianesthésie nette gauche. Station impossible, réflexe palpébral absent. La sensibilité paraît exagérée à droite. La moindre piqûre fait grimacer le malade. Absence de réflexe crémastérien à gauche, fort à droite. Réflexe tendineux partout exagéré également. A droite, exagération de l'excitabilité musculaire. La moindre excitation est suivie de tremblements rythmiques convulsifs très vifs. Tremblement intentionnel. Tension musculaire à droite, etc... Tout frottement de la peau produit une rougeur intense et durable avec élevure de la peau. T. 37°,3.

Le 19. Tension musculaire et raideur légère à gauche ; à droite, même état, mais, de plus, légère convulsion du bras et de la main, excitabilité musculaire non exagérée. A droite, tremblement épileptoïde. Avec la main droite carphologie. T. : du soir 37°,2 à droite ; 36°,8 à gauche. Peu à peu les convulsions droites, ainsi que l'hyperalgésie, disparaissent.

Le 24. Le malade est tranquille, pupille gauche plus large, langue déviée à droite, aucune parésie, mais légère tension musculaire à droite, moindre à gauche ; l'analgésie gauche persiste ; convulsibilité disparue à droite et tremblement plus faible, réflexe crémasterien nul à gauche, exagération des réflexes surtout à droite; pas de clonus. Absence du réflexe conjonctival à gauche, rétrécissement bilatéral homonyme gauche du champ visuel, plus considérable à l'œil gauche. Les troubles vaso-moteurs persistent.

Le 31. Disparition des troubles de la sensibilité et de la vue. La conscience est revenue, le pli naso-labial droit reste moins profond ; aucune paralysie, mais station impossible, les mains sont faibles et inhabiles ; à droite, raideur musculaire et tendance à la tension musculaire dans les mouvements ; mêmes phénomènes, moins accentués à la jambe droite, où les mouvements passifs sont faciles ; la jambe gauche présente une certaine résistance aux mouvements passifs; réflexes cutanés égaux des deux côtés, réflexes tendineux exagérés partout, etc...

Aucun trouble vaso-moteur. Le malade ne parle pas, il est apathique ; diarrhée ; amaigrissement, escarres superficielles, pas d'élévation de température. Pouls, 110 à 120. Dans la suite, pas de nouvelles attaques. Les symptômes spasmodiques se développent. La tension musculaire dans les mouvement spasifs envahit les quatre membres et s'accentue; elle existe aussi dans les mouvements actifs toujours rares. Rigidité de certains muscles, surtout les adducteurs. Les contractures, d'abord passagères, deviennent permanentes.

20 janvier. Pupilles égales, commissure droite abaissée, tremblement de la face, raideur de la nuque avec résistance aux mouvements passifs, station impossible, flexion des deux jambes à 120°, au niveau de la jambe et du genou. Extension passive impossible à droite, difficile à gauche. Les fléchisseurs de la cuisse et les adducteurs sont durs et contractés, les muscles de la jambe sont plus flasques et les mouvements du pied faciles. Le bras droit est appliqué

contre le thorax, plié à angle droit, et la main et les doigts légèrement fléchis ; les muscles du bras et les pectoraux sont beaucoup plus contracturés que ceux de l'avant-bras. L'extension passive est à peine possible ; cependant le patient peut faire quelques mouvements. Le bras gauche n'est tenu que par intervalles en flexion, et il n'est pas si raide. Le malade s'en sert pour saisir ; le tremblement des mains n'existe guère que dans les mouvements actifs. Excitabilité des muscles non exagérée ; pas de troubles de la sensibilité. Tous les réflexes sont exagérés. Répercussion du tendon rotulien produit une contraction du fléchisseur. Pas de paralysie des sphincters. Le décubitus s'étend. T. 38° ; pouls régulier, 110 à 130. Tous ces phénomènes sont un peu inconstants et variables suivant les jours. De même, pour les tremblements. La musculature des pieds est tantôt flasque, maintenant le pied en flexion plantaire. Dans ce cas, on trouve le clonus des deux côtés.

En février quelques changements d'intensité des phénomènes ; souvent la contracture, etc., est plus intense d'un côté, beaucoup moindre de l'autre. A droite, clonus net, même au niveau du tendon d'Achille. Parfois, exagération de l'excitabilité musculaire du côté le plus affecté. Plusieurs fois, contracture passagère du facial gauche et de l'hypoglosse (mouvement convulsif des muscles, mouvement des lèvres, etc.) : ces jours-là, le malade devient plus inconscient, plus excité, la face est congestionnée. Les escarres progressent, le sacrum est complètement dénudé ; escarre des talons. T. 38° à 39°,6 ; pouls irrégulier. Mort.

Autopsie. — Cadavre d'homme robuste. Escarres étendues aux extrémités inférieures ; trochantériennes (celles-ci énormes, caverneuses) ; sacrum, puis genou.

Au genou gauche, collection purulente, avec caillots fibrino-purulents. Crème de moyenne épaisseur. Dure-mère moyennement congestionnée, non lésée. Pie-mère très œdémateuse, très trouble, très infiltrée aussi à la base, très adhérente.

Cerveau petit, atrophié. Circonvolution étroite. Substance corticale dure ; écorce assez fortement colorée. Ventricules latéraux dilatés ; quatrième ventricule chagriné. Liquide céphalo-rachidien abondant.

Moelle mince et dure, sans lésion apparente. Emphysème pulmonaire. Embolies multiples des artères lobulaires du poumon droit. Foyers de broncho-pneumonie.

A l'état frais. Moelle mince et dure. Les cordons latéraux paraissent petits, en regard des cordons postérieurs.

Dans les deux cordons postérieurs latéraux, cellules granuleuses nombreuses disséminées auprès des vaisseaux et de leur tissu. L'écorce cérébrale présente des lésions analogues des vaisseaux du tissu interstitiel comme dans le premier cas, mais peut-être moins intenses. Lésions analogues aussi dans le reste de la substance.

La moelle, la protubérance, le cervelet ne présentent pas de cellules granuleuses.

Liquide de Müller. Une couleur plus claire se montre dans une portion assez bien limitée des deux cordons post-latéraux, çà et là, dans toute la moelle. Cela est bien visible dans les régions lombaire et dorsale, moins dans la région cervicale, et cela disparaît à la décussation.

Dans les préparations colorées et montées dans la glycérine, on trouve une dégénération grise correspondant à ces parties dans les pyramidaux seuls, et plus à droite qu'à gauche.

La lésion est plus intense aux lombes et au dos, moins au cou, et tout disparaît à la décussation.

La lésion est en général d'un degré moyen et se caractérise surtout par un nombre relativement grand de fibres nerveuses fines d'apparence atrophique, une certaine augmentation de la névroglie et des éléments cellulaires siégeant aux points nodaux de la névroglie, ainsi que par l'épaississement des vaisseaux et leur infiltration par des cellules rondes. Des lésions analogues des vaisseaux se trouvent dans le reste de la coupe, comme d'ailleurs une certaine augmentation des cellules des points du tissu de soutien. Les cellules nerveuses ne montrent pas de lésion évidente.

Dans le cerveau, nous rencontrons les mêmes lésions de sclérose diffuse, comme dans le cas précédent ; elles paraissent seulement plus récentes. On trouve d'ailleurs des lésions absolument semblables des vaisseaux du tissu de soutien, etc., mais il n'y a pas encore un si grand nombre de cellules étoilées. Il y a surtout de remarquable, en maints endroits de l'écorce, un élargissement considérable, une dilatation ampullaire de la gaine des vaisseaux que l'on peut reconnaître macroscopiquement à la coupe. On ne rencontre que rarement de belles cellules nerveuses ; souvent, on voit seulement un noyau avec ses nucléoles, qui est encore entouré d'une mince couche de protoplasma ; les autres sont amoindries, paraissent dures et sclérosées. Souvent on ne peut pas distinguer les cellules nerveuses d'autres grosses cellules rondes finement granulées, comme on en rencontre beaucoup dans l'écorce. Dans la substance blanche comme dans les gros ganglions, on trouve des lésions semblables au cas numéro 1. Seulement les cellules en araignées sont moins nombreuses et il y a absence absolue de cellules granuleuses.

Obs. 41 (1). — Zacher. *Arch. f. Psych.*, cas 3. — Hausman, copiste, né en 1811. Entré le 23 janvier 1882, mort le 20 mars 1883.

Antécédents. — Père paralysé à la suite d'attaque.

Pas d'antécédents personnels.

Maux de tête depuis deux ans. Diminution de la mémoire. En août 1881, plusieurs attaques apoplectiformes. Exaltation, idées de grandeur, etc.

État présent. — Visage apathique. Pupille D > G, parésie faciale droite, langue non déviée tremble légèrement, accrocs, oublie des syllabes. Marche incertaine, chancelante. Pas de vacillement dans la station les yeux

(1) *Cette observation et les deux suivantes du mémoire de Zacher ont été traduites par notre excellent collègue et ami Iscovesco, que nous tenons à remercier ici.*

fermés. Force musculaire un peu diminuée, mouvements violents, rapides, avec dépense de force exagérée, sans ataxie ni tremblement. Sensibilité et réflexes cutanés intacts. Réflexes tendineux exagérés. Excitabilité mécanique des muscles non exagérée. Pas de résistance aux mouvements passifs. Contentement, idées de grandeur, perte de la mémoire. Paralysie générale avancée.

La démence et les troubles de la parole s'accentuent ; il marche souvent incliné à droite.

En mars : Mutisme presque complet, immobilité, raideur et résistance musculaire, paraissant voulue en grande partie, car les mouvements passifs sont possibles en des moments, si on détourne son attention. Pas d'augmentation de l'excitabilité musculaire. Réflexes tendineux exagérés.

Œdème des extrémités et de la face. Pas d'albumine dans les urines.

Prononce pendant des heures entières des mots incompréhensibles, d'une façon impulsive, d'une voix chantante.

Octobre. Excitation, mouvements automatiques violents, répète plusieurs fois chaque mot qu'il prononce.

Novembre. Petite attaque apoplectiforme, murmures continuels, déviation de la tête et des yeux à gauche ; légère contracture de la face, du bras gauche, mouvement de préhension de la main gauche. Rétrécissement du champ visuel bilatéral, étendu, surtout à droite. Les muscles du côté droit du corps sont rigides. Résistance musculaire, surtout aux membres supérieurs ; réflexe tendineux exagéré. Le lendemain, excitabilité musculaire exagérée, secousses dans la face, à gauche. Contracture du bras droit en flexion, résistance musculaire, mouvement d'apparence voulue du bras gauche, sans raideur musculaire. Secousses de la nuque, mouvement de déglutition, mouvements irréguliers des globes oculaires (nystagmus, strabisme divergent).

Rapidement, disparition des troubles visuels, retour à l'état où le malade se trouvait auparavant.

En janvier, après plusieurs périodes d'excitation s'accompagnant d'un verbiage incompréhensible (puis aphasie complète), les symptômes moteurs diminuent, en particulier la raideur musculaire.

En février, petite attaque. Réapparition de la tension musculaire et du clonus dorsal. Ces phénomènes disparaissent pour réapparaître bientôt. Démarche spasmodique, tremblement fibrillaire, etc. Tous ces phénomènes sont très accusés quand le malade s'excite ; même rigidité de la nuque, paralysie faciale droite, caractères toniques de tous les mouvements actifs, résistance vive aux mouvements passifs, flexion de plus en plus accentuée, surtout à droite, et permanente, des quatre membres. Quelques mouvements passifs sont encore possibles à gauche ; abduction des membres impossible ; mouvements fibrillaires ; hyperexcitabilité musculaire (surtout supinateur et triceps) ; aphasie motrice totale.

18 mai. Nouvelle période d'excitation. Mouvements spasmodiques de la tête et des membres, rigidité considérable, paralysie du sphincter anal ; fièvre.

Le 19. Disparition de la contracture du bras droit, quelques mouvements dans le bras et la jambe, tendance à la tension musculaire ; sauf les pectoraux, les muscles de la nuque et les abducteurs, les muscles ne paraissent plus durs. Disparition de l'hyperexcitabilité des muscles. Réflexes très exagérés, pas de clonus. Diarrhée. Mort.

AUTOPSIE. — Exostose frontale, atrophie cérébrale, épendymite granuleuse. hydropisie ventriculaire, atrophie de la substance grise, adhérence de la dure-mère au rachis, épaississement de la pie-mère, coloration rougeâtre du cordon latéral droit. Broncho-pneumonie. Examen microscopique. Pas de corps granuleux dans la moelle. Substance cérébrale . (voir l'observation de Klinger.)

Épaississement généralisé très irrégulier de tissu interstitiel dans les cordons latéraux. Rien dans les cordons postérieurs, si ce n'est dans la région lombaire. Dans les faisceaux latéraux, la lésion est variable d'intensité, d'étendue et de siège. Partout, nombreuses libres saines, pas de néoformations cellulaires ; rien dans la substance grise. Vaisseaux normaux.

Le cerveau présente des lésions diffuses et prononcées de sclérose comme dans le cas de Klinger, mais plus intenses encore au niveau de la troisième frontale et de la première temporale. Masse de cellules araignées dans toutes les couches de l'écorce. Lésions vasculaires comme chez Klinger. Des gaines partent des fibres qui forment une masse spongieuse dans le tissu interstitiel.

La substance blanche sous-corticale présente un faisceau de fibres, probablement produit par le prolongement des cellules araignées ; lésions intenses des vaisseaux, infiltrés des cellules rondes.

OBS. 42 (inédite) (communiquée par M. VALLON, médecin en chef de l'asile de Villejuif). — *Paralysie générale typique. Après des accidents graves (escarres), rémission bien nette. Récidive plusieurs mois après. Trismus persistant. Hallucinations de la vue. Idées hypochondriaques. Marche lourde. Contractures en flexion des membres inférieurs. Douleurs articulaires des genoux. Escarres. Mort cinq mois après l'apparition de la contracture. — AUTOPSIE. Lésions cérébrales de paralysie générale. Macroscopiquement, lésions des cordons postérieurs et cérébelleux directs.* Arthur M..., 52 ans, employé, entré le 23 février 1892, asile de Villejuif, service de M. Vallon.

Antécédents héréditaires. — Père mort d'une myélite.

Antécédents personnels. — Traumatisme grave ; il y a quelques années, il a été tamponné par un train, mais ne paraît pas avoir eu de traumatisme de la tête. Il est rhumatisant et souffre de douleurs de tête fréquentes. Ni alcoolisme, ni syphilis.

Depuis plusieurs mois, exaltation, emportements, joies niaises, maladresse dans les mouvements délicats. A d'autres moments, idées mélancoliques (craintes de perdre sa place).

A son entrée, le malade a l'aspect mélancolique. Il est pleurard. Idées de grandeur très prononcées. Tremblements de la langue, myosis, pupilles égales. Période d'excitation.

En mars, le malade est alité, gâte. Escarre trochantérienne droite ; dans la suite, rémission assez nette pour qu'il soit mis en liberté. A cette époque, la pupille gauche est plus large que la droite; il y a un léger tremblement de la langue. La mémoire est bien conservée. Très légère hésitation de la parole.

Bien portant pendant plusieurs mois; en janvier il refuse de s'alimenter, de crainte d'étouffer; on remarque alors du trismus durant des heures entières et ayant persisté six semaines; amélioration au mois de mars; puis constipation opiniâtre, insomnies, délire nocturne. Idées de grandeur absurdes. Excitation.

Il rentre le 15 juillet 1893 et on constate une inégalité pupillaire, de l'embarras de la parole. Il marche lourdement.

31 août. Le malade s'affaiblit et marche plus difficilement; il passe à l'infirmerie. Bientôt il se plaint de souffrir de la jambe droite et l'on constate que cette jambe se place en demi-flexion; plusieurs semaines après, il se plaint de douleurs semblables dans la jambe gauche, qui prend aussi une position en flexion bientôt invincible. La douleur siégeait au niveau du genou; elle était marquée surtout à droite et s'exagérait par les mouvements passifs, qui étaient très douloureux.

On ne constata rien de particulier du côté des membres supérieurs. Bientôt il se produit des escarres multiples. Cachexie. Mort le 29 janvier 1894.

Autopsie. — Il ne fut possible d'examiner que le cerveau. Il présente les lésions ordinaires de paralysie générale. Opalescence de la pie-mère. Adhérences profondes et généralisées (lobe frontal et région circum-rolandique). Pas d'athérome. Atrophie cérébrale. L'hémisphère droit pèse 540 gr. Le gauche, 510 avec les membranes. Protubérance, bulbe et cervelet, 189 gr. Après durcissement dans la liqueur de Müller, la moelle cervicale supérieure présente une coloration claire dans la région des cordons de Goll et des faisceaux cérébelleux directs.

Obs. 43 (thèse de Renaud, Paris, 1893, obs. 1). — Alcoolisme. En 1888, début d'une paralysie générale bien caractérisée. Parésie des membres inférieurs et exagération des réflexes. Réactions pupillaires normales. — En 1892, contractures des membres inférieurs. — En 1893, muscles douloureux à la pression. Contracture permanente. Réflexe lumineux aboli. — Autopsie : Pie-mère épaissie. Adhérences très localisées (lobe frontal). Pas d'épendymite. Ventricules dilatés. Atrophies des cellules de l'écorce, prolifération interstitielle. Sclérose des cordons postérieurs et latéraux. Sclérose périvasculaire. Dégénération granulo-pigmentaire des cellules de la corne antérieure et de la colonne de Clarke d'un côté. Racines antérieures saines, les postérieures peu altérées. — R..., employé de commerce, 32 ans (service du Dr Ballet. Clinique de la Faculté).

Antécédents héréditaires. — Mère très nerveuse, très impressionnable. Grand'mère morte hémiplégique. Pas d'autres renseignements.

Antécédents personnels. — A toujours été très émotif. A éprouvé de grandes contrariétés, de grands chagrins féminins, qui lui ont à plusieurs reprises fait faire des coups de tête absurdes. Excès alcooliques. Pas de renseignements sur la syphilis. Sa femme a fait une fausse couche au début du mariage.

Il se marie en 1886 ; entra dans une maison de commerce où il avait énormément à faire. Il se surmenait et passait des nuits. En juin 1888, il commença à être excitable, s'emportant pour un rien, cherchant à chacun querelle. Il paraissait à ce moment très affairé. Cet état d'excitation augmentant, il entra à Sainte-Anne, 1er décembre 1888 (voir certificat). Au bout de quelque temps de séjour à la clinique, il paraissait beaucoup mieux et, sur les instances de sa femme, on signa sa sortie. Il semblait guéri, avait repris son travail. Mais, au dire de sa femme, il avait conservé de l'embarras de la parole, sa mémoire était en partie perdue, et il était très affaibli ; il se trouvait souvent mal dans la rue et tombait sans cependant avoir de mouvements convulsifs. Il s'entêtait à vouloir publier un roman, qui parut effectivement dans un petit journal du matin. Son état se maintint ainsi jusqu'à sa seconde entrée, 17 mars 1892 (voir certificat).

Dès son entrée, il s'alita. Parésie des membres inférieurs. Inégalité pupillaire, G > D. Les pupilles réagissent bien à la lumière et à l'accommodation. Réflexes rotuliens exagérés.

30 mai 1892. Le malade est dans un état de contracture qui a débuté il y a un mois et qui va en progressant. Les jambes sont fléchies sur les cuisses et les cuisses légèrement sur le bassin. Les membres supérieurs, non contracturés, sont agités de tremblements. Les réflexes tendineux sont exagérés. Le malade est gâteux depuis quelque temps. Affaiblissement intellectuel. Démence, sans délire. Inégalité pupillaire, G > D.

10 janvier 1893. La contracture des membres inférieurs est définitivement établie et permanente. Elle a envahi complètement le membre inférieur gauche. La jambe est fléchie sur la cuisse et la cuisse sur le bassin. Le genou est ankylosé. La jambe droite est fléchie sur la cuisse, mais la cuisse n'est que très peu fléchie sur le bassin, on peut la ramener dans l'extension ; cette manœuvre paraît provoquer une vive douleur. L'articulation du genou est malade ; l'extension de la jambe sur la cuisse est, à un certain moment, brusquement arrêtée par un obstacle qui siège dans la jointure.

Les membres supérieurs sont respectés à ce point de vue, mais sont le siège de tremblements très accusés. Les pouces sont en opposition, et, par moments, le tremblement imite l'action d'émietter du pain. La contraction idio-musculaire est vive et la pression des muscles douloureuse aux quatre membres.

Les réflexes tendineux sont abolis ; les pupilles ne réagissent ni à la lumière ni à l'accommodation. La sensibilité cutanée est conservée. Inégalité pupillaire. Amaigrissement notable. Gâtisme complet. Démence avancée. Troubles très prononcés de la parole. Tremblement fibrillaire de la langue.

Le 20. Même état. Émaciation considérable. Le malade ne parle plus, ne bouge plus. Tous les réflexes sont abolis. Pupille droite mydriatique très accentuée. Pupille gauche dilatée.

Le 23. Mort.

AUTOPSIE ET EXAMEN HISTOLOGIQUE. — Fait et communiqué par le Dr KLIPPEL, chef du laboratoire de la clinique.

Érosions corticales. Dilatation des ventricules latéraux. État mou et flasque du cerveau. Sclérose des faisceaux postérieurs et latéraux de la moelle. Sclérose périvasculaire. Broncho-pneumonie. Foie vaso-paralytique.

Cavité crânienne. — La dure-mère est normale, non adhérente au cerveau. Le cerveau est mou, flasque ; les ventricules sont dilatés. Les méninges sont hyperhémiées et épaissies.

Par places, il y a des plaques plus épaisses, au niveau des lobes frontaux, et ayant un aspect trouble et opalin.

La décortication se fait facilement et d'une manière générale, sans entraîner la perte de substance. Cependant au niveau des lobes antérieurs du cerveau, on voit se produire quelques rares érosions. Il n'y en a que trois ou quatre siégeant sur les circonvolutions frontales, mais elles sont profondes, à bords irréguliers et correspondant à des lésions inflammatoires certaines.

Rien de particulier à noter du côté de la base du cerveau. Les artères de l'hexagone de Willis n'offrent pas d'épaississement, ni de plaques athéromateuses. Le bulbe est hyperhémié sur les coupes. Le quatrième ventricule n'offre ni dépoli ni granulations.

Moelle. Elle est de consistance normale, les tissus veineux sont gorgés de sang. Sur les coupes de la région cervicale, on voit que les cordons postérieurs ont une coloration légèrement brunâtre, surtout au niveau des cordons pyramidaux croisés ; des deux côtés, cette même coloration se retrouve avec une zone de diffusion peu étendue. Il s'agit d'une coloration brunâtre, telle qu'on la voit dans des centres nerveux, du fait d'une hyperhémie intense avec diffusion du pigment sanguin, et non de l'aspect gris et gélatineux qu'on observe dans les dégénérescences profondes des cordons de la moelle. Ainsi qu'on le verra plus loin, l'examen microscopique a montré des dégénérescences dans les points correspondants, mais non une destruction profonde des éléments nerveux.

Dans la région dorsale, on voit la même coloration rougeâtre des cordons pyramidaux ; les cordons postérieurs sont normaux.

Dans la région lombaire, on observe seulement une hyperhémie assez prononcée des cornes de la moelle et de la commissure grise.

Cavité thoracique. Le poumon du côté gauche offre à son sommet trois ou quatre petits points blanchâtres, durs et calcifiés. Le poumon droit présente à sa base une congestion intense ; tout le lobe inférieur est d'un rouge bleuâtre, et offre tous les caractères d'une broncho-pneumonie pseudo-lobaire.

Le *cœur* est petit, pâle, non dilaté. Les valvules sont suffisantes et saines.

L'aorte ne présente pas d'athérome.

Cavité abdominale. Rien de particulier à noter du côté de l'estomac, de l'intestin et du pancréas.

Le *foie* est augmenté de volume, lisse, et sur la coupe présente une coloration rougeâtre à reflets brillants. De plus, on voit dans la capsule et on peut suivre sur les coupes du parenchyme de grandes taches de décoloration de couleur jaune ; plusieurs sont sèches et ont l'aspect caséeux, ou simulent l'infarctus.

Les *reins* des deux côtés sont calculeux et kystiques. Dans le liquide contenu dans l'un, on trouve seulement une poudre jaune d'or qui infiltre çà et là le parenchyme. Dans l'autre, on trouve une quinzaine de calculs ayant le volume d'un pois à une noisette.

EXAMEN HISTOLOGIQUE. — *Cerveau.* Sur les coupes pratiquées au niveau d'une érosion des circonvolutions frontales, on constate sur le bord irrégulier de l'érosion qui correspond au côté du cerveau des signes d'une inflammation marquée par de la diapédèse au niveau des artérioles et par une multiplication considérable des éléments cellulaires du tissu de l'écorce, des cellules rondes de même volume, formant des amas inflammatoires, au niveau des bords de l'érosion. Souvent les amas, en se continuant les uns avec les autres, constituent des traînées inflammatoires. Au-dessous, dans la profondeur de la substance grise, on trouve que les artérioles d'un certain calibre sont dilatées, remplies de sang, et que leur gaine lymphatique est elle-même remplie de cellules rondes à l'état de confluence. Les artérioles de petit calibre qui naissent de ces dernières, et qui se ramifient en réseaux très riches, peuvent être facilement suivies dans leur territoire de vascularisation, grâce aux cellules rondes qui sont extravasées dans la gaine externe.

Les cellules nerveuses présentent elles-mêmes des lésions caractéristiques. Elles sont de forme arrondie, ayant perdu leur prolongement. Leur protoplasma est rempli de granulations pigmentaires acreuses. L'espace qui les entoure, normalement est dilaté. Les petites cellules rondes, qu'on voit à l'état normal au niveau des éléments de l'écorce, ont subi un certain degré de prolifération. Enfin les tubes nerveux et les fibres de l'écorce sont raréfiés et détruits en grande partie.

Dans la substance blanche, on trouve les mêmes lésions d'encéphalite et de dégénérescence. Même diapédèse autour des artérioles de calibre. Hyperhémie considérable avec exsudation du pigment sanguin et coloration jaunâtre diffuse. Autour des vaisseaux dilatés, dégénérescence des tubes nerveux, avec amas de myéline altérée en boules colloïdes.

En résumé, l'examen histologique du cerveau confirme, sans qu'il soit nécessaire d'insister sur les détails de ces lésions, le diagnostic de paralysie générale.

Examen histologique de la moelle. — I. *Moelle cervicale.* La région cervicale offre, par rapport aux portions dorsale et lombaire, le maximum des lésions. Leur répartition offre de plus des particularités intéressantes. Presque toutes les lésions occupent la zone qui est en arrière d'une ligne qui diviserait transversalement et en parties légales une coupe transversale de la moelle.

On trouve une sclérose dans la région latérale, mais celle-ci n'est pas exactement limitée au faisceau pyramidal croisé, comme dans les dégénérations secondaires; on remarque, en effet, une sclérose diffuse de la région latéro-postérieure, empiétant largement sur le faisceau pyramidal lui-même. Cette diffusion de la lésion semble indiquer qu'il ne s'agit pas d'une dégénérescence descendante. Cette sclérose est d'ailleurs diffuse autant que peu destructive. Il s'agit, en effet, de l'épaississement de la trame névroglique, tandis que les tubes nerveux sont conservés en très grand nombre.

La région ainsi altérée prend une coloration rouge, plus foncée par le picro-carmin. Dans les régions où l'on retrouve des tubes nerveux, ceux-ci ont conservé leur cylindraxe. Leur myéline est cependant souvent altérée et partiellement résorbée. Les vaisseaux dans toute la zone scléreuse sont dilatés, quelquefois ectasiés et remplis de sang. Ils participent à la lésion. Dans les cordons postérieurs, la sclérose semble répartie suivant le trajet des vaisseaux. On trouve dilatée et épaissie l'artère qui occupe le sillon postérieur. Une autre artériole, qui se trouve à égale distance de ce sillon postérieur et de la corne postérieure, offre le même aspect et la même lésion. C'est autour de cette branche vasculaire qu'on voit évoluer la sclérose, mais seulement du côté externe ; là on trouve le réseau névroglique épaissi et coloré en rouge. A mesure qu'on se rapproche du centre de la moelle et de la commissure postérieure, on voit la lésion se montrer des deux côtés du vaisseau, tandis qu'à la périphérie elle n'occupait que la partie latérale externe. On a ainsi l'impression des ramifications vasculaires, se faisant à l'extrémité terminale de cette artériole, ramifications qui commanderaient la répartition du processus sclérogène.

D'un autre côté, on reconnaît sur les coupes que, du côté externe de l'artère, là où existe la sclérose, il y a de nombreuses ramifications des vaisseaux, tandis que du côté interne on n'en observe pas. Dans cette première zone, on trouve en effet, au milieu de la sclérose, des artérioles dont les parois sont épaissies et enflammées. En un mot, la lésion se développe en raison du territoire de vascularisation de l'artère dont il est question.

De plus, dans les mêmes cordons postérieurs, il y a une autre zone de sclérose, absolument indépendante de la précédente. Elle occupe la partie voisine du sillon postérieur, dont elle est séparée par une même zone, à peu près normale du côté externe, et par une zone très nette du côté de la lésion précédente. Ce dernier territoire n'atteint pas, lui, la commissure postérieure.

Sans doute, ces deux ilots de sclérose postérieure répondent assez bien à ce qu'on rencontre dans le tabes proprement dit, mais ils apparaissent ici comme commandés, non par un système physiologique de faisceaux nerveux, mais bien par la distribution des vaissseaux de calibre et par leurs ramifications. Les racines sont le siège de lésions d'atrophie simple, mais peu marquée.

II. *Moelle dorsale.* Les cordons postérieurs offrent une sclérose diffuse peu accusée en général, ayant son maximum dans la portion la plus antérieure de ces cordons, mais respectant cependant la portion qui se trouve en rapport direct avec la commissure (zone de Flechsig). La lésion est caractérisée par des dilatations de vaisseaux de calibre, qui sont entourés d'une zone scléreuse et remplis de sang, par de larges espaces où l'on ne voit en coupe transversale que des amas de tubes nerveux très grêles et atrophiés, par un certain degré de désintégration de la myéline des tubes nerveux de gros volume, par la présence de noyaux névrogliques atrophiés et remplis de pigment.

Dans les cordons latéraux, surtout à leur partie la plus postérieure, mais sans atteindre spécialement le faisceau pyramidal, on retrouve une sclérose de même aspect et les mêmes lésions. Elle n'est pas plus accusée que dans les cordons postérieurs.

Dans les cordons antérieurs, on trouve quelques vaisseaux assez volumineux, dilatés et entourés d'une zone scléreuse.

Dans les racines postérieures, il y a des amas de tubes grêles, peut-être plus étendus qu'à l'état normal, mais en tout cas, la lésion consiste essentiellement en une dilatation des vaisseaux et en vascularisation prononcée de ces organes. Les racines antérieures sont saines.

L'une des cornes antérieures de la moelle présente des lésions très évidentes. A la partie antérieure, on ne voit que deux cellules ayant perdu leurs prolongements de forme arrondie, avec dégénérescence granulo-pigmentaire.

La colonne de Clarke du même côté est complètement atrophiée. On n'y voit plus de cellules reconnaissables, mais seulement des débris granuleux sans noyaux. Du côté opposé, la colonne de Clarke présente quinze ou vingt cellules ayant conservé leur noyau et à peu près leur aspect normal.

III. *Moelle lombaire.* La région lombaire présente de la sclérose diffuse avec atrophie d'un bon nombre de tubes nerveux, qui sont très grêles, tandis que les tubes d'un certain calibre semblent avoir disparu en grand nombre. Ici les lésions sont approximativement égales dans les différents cordons et affectent une disposition diffuse par petits îlots. Les cellules des cornes sont saines. Les racines antérieures présentent quelques lésions d'atrophie simple.

Obs. 44. Renaud, th. Paris, obs. III. (Service du Dr Ballet, clinique de la Faculté.) — L..., 42 ans, électricien. Antécédents héréditaires nuls. Syphilis il y a sept ans.

Entrée, 13 avril 1892. Certificat. Inconscience de sa situation. Affaiblissement des facultés intellectuelles. Excitation par intervalles. Embarras de la parole. Inégalité pupillaire.

10 janvier 1893. Affaiblissement intellectuel complet. Démence profonde. Inconscience totale. Gâtisme. Pupilles égales. Tremblement très accentué des lèvres, de la langue et de toute la face. Contracture massétérine. Début de contracture des fléchisseurs du membre inférieur; elle n'est pas permanente, on peut ramener le membre dans l'extension; cette manœuvre est douloureuse. La percussion rotulienne détermine une très forte contraction du triceps. Le mouvement d'extension n'a pas lieu par suite de la contracture des fléchisseurs. Les réflexes sont exagérés au membre supérieur.

Signe d'Argyll-Robertson. Réflexes plantaires abolis.

23 février. Même état. La contracture est permanente. Le malade, très affaibli, refuse la nourriture.

Le 25. Mort.

Obs. 45. — Renaud, *loc. cit.* (Clinique de la Faculté.) — V..., 55 ans, blanchisseuse. Pas de renseignements sur les ascendants et sur les antécédents personnels.

Entrée en février 1892. Certificat. Paralysie générale au début. Cette femme ne peut suivre une idée, ni faire quelque travail que ce soit, d'une façon

suivie. Visions. Hallucinations. Insom ies. Prostration absolue suivie de violents
accès de fureur.

Actuellement : Déchéance physique et intellectuelle absolue. Gâtisme. La
malade ne prononce pas un mot. Tremblement en masse des lèvres, de la langue
et des membres supérieurs. Inégalité pupillaire D>G. Impotence absolue des
membres inférieurs qui sont rigides en demi-flexion et qu'on ramène difficilement à la position rectiligne. Contracture en flexion de l'avant-bras droit sur le
bras.

L'avant-bras est en pronation.

Les réflexes tendineux et cutanés sont exagérés. Les pupilles ne réagissent
ni à la lumière ni à l'accommodation.

Obs. 46. — Renaud, *loc. cit.*, obs. VIII (Clinique de la Faculté). —
C..., 34 ans, bonnetier. Alcoolisme.

Paralysie générale à la troisième période. Conscience, facultés intellectuelles
et mémoire en partie conservées. Pas de troubles psychiques appréciables. Le
malade lit son journal. Alitement. Gâtisme complet. Inégalité pupillaire : D > G.
Contracture massétérine. Parole impossible à cause de l'ataxie des muscles de la
langue.

Tremblement généralisé aux membres ; très accentué aux membres supérieurs ;
tonus musculaire exagéré. Parésie des membres inférieurs.

Réflexes rotuliens exagérés. Réflexe du poignet très exagéré. Réflexes
papillaires normaux. Réflexe cutané plantaire conservé et normal.

Obs. 47. — Renaud, *loc. cit.*, obs. X. (Service du Dr Dubuisson) — C...,
40 ans, maçon. Excès alcooliques considérables. Syphilis ancienne.

Paralysie générale remontant à 1887, arrivée à sa période ultime ; démence
complète. Gâtisme absolu. Etat de prostration et d'hébétude continuels. Affaisse-
ment physique notable. Demi-contracture en flexion des membres inférieurs,
la cuisse est fléchie sur le bassin, mais par un mouvement brusque on peut
la ramener en extension. La jambe droite est fléchie sur la cuisse ; en essayant
de la ramener à l'extension on est arrêté à l'angle droit par un obstacle qui
paraît siéger dans l'articulation du genou. Contracture des masséters. Grincement continuel des dents. Les membres supérieurs paraissent respectés.

Réflexes tendineux très exagérés aux membres inférieurs, simplement conservés aux membres supérieurs. Signe d'Argyll-Robertson. Réflexe cutané
aboli.

Obs. 48. — Lecordonnier, *thèse de Lille*, 1889, cas 3. — Bri..., Agitation. Tremblements fibrillaires. Embarras considérable de la parole. Réflexes
rotuliens abolis. *Sensibilité émoussée (localise mal les sensations).*
Mouvements actifs incertains. Résistance considérable aux mouvements passifs.
Mouvements énergiques des bras. Il suffit de toucher un point du corps pour
plantaire donner lieu à des secousses dans tous les membres et à de la raideur.

AUTOPSIE. — Pachyméningite hémorrhagique. Adhérence de la pie-mère. Épendymite granuleuse. *Canal épendymaire oblitéré.* Vaisseaux épaissis. Racines postérieures sclérosées, surtout à gauche. Prolifération diffuse du tissu conjonctif à la périphérie de la moelle, surtout au bord du cordon de Goll, à la zone radiculaire postérieure ; à la partie postérieure des cordons latéraux, surtout à gauche, il y a une zone de tissu conjonctif très dense bordant la moelle et adhérent aux méninges. De là, les tractus s'étendent de tous côtés surtout dans la zone radiculaire postérieure interne.

OBS. 49. — LECORDONNIER, *loc. cit.*, cas I. — N..., 38 ans, entrée à l'asile de Bailleul, le 27 février 1887, morte le 2 mai 1889.—*Antécédents :* Ni syphilis ni alcoolisme. Rhumatisme. — Troubles psychiques et physiques de la paralysie générale. Tremblement, parole trainante, saccadée, bégayante ; véritable incoordination de la langue. Incoordination des membres supérieurs. Dépense de force inutile dans les mouvements actifs. Les membres inférieurs se raidissent dans les mouvements volontaires ; marche lourde, titubante, vacillement les yeux fermés. Réflexes rotuliens exagérés. Sensibilité émoussée. Un mois après, tendance aux contractions, s'accentuant dès qu'on touche un membre. Au repos, contractions assez lentes, surtout dans les membres inférieurs. La malade étant assise sans toucher terre, *les pieds pendent et elle ne peut les relever* (à droite surtout) ; la force musculaire est d'ailleurs conservée. Mort le 2 mai 1889.

AUTOPSIE. — Pachyméningite hémorrhagique respectant les lobes frontaux et temporaux. Adhérences méningées. Leptoméningite hémorrhagique. Atrophie de la substance grise, surtout des lobes fronto-pariétaux. Granulations épendymaires des ventricules. — *Canal épendymaire* rempli de cellules en voie de prolifération. Les cellules pyramidales semblent moins nombreuses que normalement. Trainées de cellules embryonnaires le long des racines postérieures, surtout à leur périphérie avec bandes de tissu conjonctif. Les cornes antérieures contiennent des cellules rondes, surtout vers le centre de la moelle. Les cellules pyramidales sont granuleuses, petites, à prolongement peu nombreux. Région dorsale : canal épendymaire rempli de cellules embryonnaires et de tissu conjonctif qui l'entoure largement. Cordons latéraux envahis par des trainées de sclérose. Les racines postérieures sont envahies par des tractus épais peu abondants, qui pénètrent dans leur moitié postérieure. Souvent les tubes ont perdu leur myéline, parfois les cylindres-axes sont augmentés de volume. Les gaines sont tantôt étroites, tantôt élargies. Les lésions s'atténuent en descendant, et, seules les lésions épendymaires persistent.

CONCLUSIONS

I. — La majorité des paralytiques généraux présentent, à une époque rapprochée du début de la maladie, des symptômes spasmodiques se traduisant par l'exagération des réflexes tendineux (82 p. 100).

En général, il existe en outre une démarche caractéristique se traduisant par une certaine lourdeur et raideur des mouvements.

II. — Dans un nombre de cas assez considérable, les mouvements deviennent franchement spasmodiques et peuvent prendre des caractères cliniques qui les rapprochent de la sclérose en plaques et de la paralysie spinale spasmodique de Charcot-Erb. Il existe parfois du tremblement épileptoïde spontané ou provocable.

III. — A une période plus avancée, surviennent de véritables crises de rigidité musculaire, avec résistance invincible aux mouvements passifs, les mouvements actifs restant assez faciles, malgré une raideur de plus en plus accentuée.

IV. — Chez un petit nombre de malades, apparaissent des contractures permanentes d'emblée ou après des périodes transitoires. Ces contractures débutent, dans la généralité des cas, aux membres inférieurs avec une intensité égale ou inégale des deux côtés, y restent localisées ou envahissent l'un après l'autre les membres supérieurs.

Elles se caractérisent par l'adduction et la flexion. Les segments inférieurs des membres (avant-bras et jambes) restent le plus souvent indemnes de contractures.

V. — Dans des cas rares, la paralysie spasmodique finit par faire place à une paralysie flasque par atrophie musculaire localisée ou exceptionnellement généralisée.

VI. — La paralysie spasmodique peut se compliquer, outre le tremblement à petites oscillations caractéristique, de tremblements convulsifs, de tremblements intentionnels, de mouvements choréiformes ou athétosiques, de secousses fibrillaires ou musculaires, de parésie ou de paralysie, de nystagmus.

Tous ces phénomènes peuvent être permanents, durables ou passagers. Ils peuvent se succéder ou se combiner suivant les modes les plus variés.

Les symptômes psychiques de la paralysie générale n'offrent dans les cas à contractures rien de particulier.

VII. — Les lésions de l'encéphale y sont aussi les lésions ordinaires de la paralysie. Notons cependant la fréquence relative de la pachyméningite chez ces paralytiques. Sauf dans les faits exceptionnels où la moelle a paru saine (?), il existe toujours une lésion plus ou moins diffuse des cordons latéraux, en particulier de leur partie postérieure adjacente au bord de la corne postérieure.

Le cordon antérieur n'est atteint qu'exceptionnellement.

Cette lésion de la moelle est, soit en continuité avec les lésions corticales, soit absolument indépendante : dans ce cas, elle s'arrête à des niveaux variables (à la décussation des pyramides, par exemple).

Le faisceau cérébelleux direct est souvent altéré.

Quand les cordons postérieurs sont lésés en même temps que les faisceaux latéraux, l'ensemble symptomatique varie suivant l'intensité et la localisation de ces lésions, et l'époque de leur apparition.

Tous les symptômes spasmodiques, les contractures en particulier, peuvent ou manquer ou disparaître dans ces cas.

VIII. — La substance grise de la moelle présente des lésions cellulaires (pigmentation, atrophie, etc.) inconstantes et variables d'intensité.

On a noté aussi des lésions périépendymaires.

IX. — La leptoméningite spinale est la règle (Fürstner) dans la paralysie générale.

La pachyméningite est fréquente. Ces lésions ont paru particulièrement accentuées dans les cas à contractures, mais non dans tous.

Elles ont semblé pouvoir, à elles seules, provoquer des contractures.

Parfois les vaisseaux sont nettement des centres de sclérose, en apparence systématisés.

X. — Les muscles présentent de l'atrophie, dans des cas particuliers paraissant consécutive à des névrites périphériques ou à des lésions des cornes antérieures.

XI. — La variabilité des symptômes cliniques s'explique par la variabilité même des lésions dans leur intensité, dans leur époque d'apparition, dans leurs combinaisons.

XII. — Ces lésions (lésions cérébrales, scléroses médullaires, lésions cellulaires, névrites périphériques) doivent être considérées comme des localisations diverses, indépendantes les unes des autres, du processus morbide caractérisant la paralysie générale.

XIII. — La paralysie générale peut se combiner, rarement d'ailleurs, à d'autres affections nerveuses à symptômes spasmodiques : Paralysie spinale spasmodique, sclérose en plaques, syringomyélie, qui en compliquent le tableau clinique. Nous attirerons l'attention sur cette dernière affection, étant donnée la constatation qu'on a faite de lésions périépendymaires plus ou moins avancées.

Enfin rappelons les contractures permanentes dues à des lésions cérébrales en foyer (hémorrhagies, ramollissements, ou lésions corticales très profondes, mais localisées, de paralysie générale) avec dégénération secondaire du faisceau pyramidal.

XIV. — La syphilis n'a pas été particulièrement observée chez les paralytiques généraux à contractures, si ce n'est peut-être là où surviennent les atrophies musculaires généralisées ou localisées.

BIBLIOGRAPHIE

Baillarger. — Paralysie générale consécutive à une atrophie musculaire progressive. *Ann. méd. psych.*, 1879.

Bayle. — *Traité des maladies du cerveau et de ses membranes*, 1826.

Biswanger. — Anatomie pathologique de la paralysie générale. *Neurol. Centralb.*, 1891, p. 618.

Briand et Antheaume. — Étude statistique sur la réflectivité dans la paralysie générale. *Annales médico-psychol.*, mai-juin 1894.

Blocq. — *Des contractures.* Thèse de Paris, 1888.

Bourneville et Guérard. — *De la sclérose en plaques.*

Brühl. — *Syringomyélie.* Thèse Paris, 1890.

Berger. — Un cas de paralysie générale sans lésion des cordons latéraux. *Neurol. Centralbl.*, 1884.

Calmeil. — *Traité des maladies inflammatoires du cerveau*, 1826.

Charcot. — Sclérose en plaque et paralysie générale. *Sem. médicale*, n° 20, 1892.
— *Leçons sur les maladies du système nerveux.*

Christian. — Nature des troubles musculaires dans la paralysie générale. *Ann. méd. psych.*, 1878.

Christian et Ritti. — Art. Paralysie générale. *Dictionnaire encycl. des sc. méd.*

Claus. — Lésions de la moelle dans la paralysie générale. *Allg. Zeits. f. Psych.*, 1884.

Colin. — Paralysie générale consécutive à des lésions circonscrites. *Gaz. hebd.*, n° 33, 1870.

Cutzman. — *Essai sur la syringomyélie.* Thèse Paris, 1894.

Déjerine. — Troubles trophiques cutanés dans la paralysie générale. *Arch. de physiol.*, 1876.

Durante. — Troubles trophiques et circulatoires dans la paralysie générale. *Gaz. hebd.*, n°s 9 et 10, 1894.

Eickholt. — *Arch. f. Psych.*, XII, p. 433.

Fürstner. — *Arch. f. Psych.*, XXIV, 1892. Lésions médullaires dans la paralysie générale.
— *Neurol. Centr.*, n° 8, 1889.

Fürstner et Lacher. — Syringomyélie. *Arch. f. Psych.*, XIV, 1883.

Forel. — Lésions en foyers. *Correspondenzbl. f. Pch. Aerzte*, XIV, 1882, p. 552.

Galloway. — Paralysie générale et syringomyélie. *J. des soc. sc. de Londres*, 1891, p. 20.

Gerlach. — Réactions électriques dans la paralysie générale. *Arch. f. Psych.*, 1888, p. 655.

Grellière. — *Atrophie musculaire dans la paralysie générale.* Thèse Paris, 1875.

Hayem. — Paralysie générale précédée d'une affection de la moelle. *Revue des travaux de la Soc. méd. d'obs.* Paris, 1864.

Hoche. — *Contribution à l'étude de l'anatomie des racines rachidiennes.* Heidelberg, 1891 (Kerning).

Joffroy. — Réflexes tendineux dans la paralysie générale. *Arch. de phys.*, 1881.

-- Anatomie pathologique de la paralysie générale. *Congrès de Blois*, 1892. *Lyon*, 1891.

— Atrophie musculaire de la paralysie générale. *Arch. méd. exp.*, 1892.

— Formes spinales de la paralysie générale. *J. de méd. et de chirurgie pratiques*, p. 280, avril 1894.

Klippel. — *Bulletin de la Soc. anat.*, décembre 1889.

— *Médecine moderne*, septembre 1890.

— Caractères histologiques de la paralysie générale. *Arch. de méd. exp.*, 1891.

— Formes spinales de la paralysie générale. *Arch. de méd. expér.*, 1894, n° 1.

— *Revue d'hypnologie*, 1890.

— Pseudo-paralysie générale arthritique. *Revue de méd.*, 1892.

— Tuberculose et paralysie générale. *Ann. de psych.*, 1891, p. 203.

Krafft Ebing. — *Traité de psychiatrie.*

— Littérature de la paralysie générale. *Allg. z. f. Psych.*, XXII.

Knecht. — Catatonie de la paralysie générale. *Allg. Z. f. Psych.*, 1885-1886.

Lancereaux. — *Anatomie pathol.*, t. II, p. 458.

Lecordonnier. — *Troubles moteurs de la paralysie générale.* Thèse Lille, 1889.

Lemoine et **Lecordonnier.** — *Gaz. méd. de Paris*, 1889, n°s 44-45.

Liouville. — Atrophie musculaire dans la paralysie générale. *Progrès méd.*, octobre 1874.

Lissauër. — Lésions en foyer de la paralysie générale. *Centralblatt f. Nervenh.*, 1891, p. 295.

Lorenz. — Contracture du genou consécutive à la paralysie du quadriceps. *Wien. klin. Woch.*, 1888.

Magnan. — Th. Paris, 1866.

— Maladie de la moelle suivie de paralysie générale. *Gaz. des hôp.*, 1866.

— Lésions du cerveau, etc., dans la paralysie générale. *Gaz. hôp.*, 1870.

— *Recherches sur les centres nerveux.*

Magnan et **Sérieux.** — *La paralysie générale*, 1894.

Magnan et **Mierzejewski.** — Meningo-encéphalite interstitielle diffuse. *Arch. de Psych.*, 1893, p. 53.

— *Gaz. de Paris*, 1894, n° 21.

Mendel. — *La paralysie progressive des aliénés.* Berlin, 1880.

— Un cas de paralysie générale. Soc. de psych. de Berlin, 1884. *Allg. Zetts. f. Psych.*, p. 606, 1883.

Pick. — Névrite périphérique dans la paralysie générale. *Berl. Klin. Woch.*, 1890, p. 1081.

— Histologie pathologique de la paralysie générale. *Neurol. Centralbl.*, 1890, p. 674.

Potain. — Contracture idiopathique des extrémités. *Gaz. hôp.*, 1878.

Raymond. — Syphilis et paralysie générale. *Archives neurol.*, n°s 1, 2, 1894.

Renaud. — *Réflexes dans la paralysie générale.* Thèse Paris, 1893.

Rodriguez-Bettencourt. — Réflexes dans la paralysie générale. Th. Paris 1886, *Berl. Klin. Woch.*, 1886.

Rouillard. — Symptômes spinaux dans la paralysie générale. *Gazette des hôpitaux*, 1888, p. 26, n° 30.

Sauvage. — Sclérose latérale dans la paralysie générale. *Archiv. of med.*, New-York, août 1881.

Sage. — *Mouvements choréiformes de la paralysie générale.* Thèse de Lyon, 1884.

Schüle. — *La paralysie spinale spasmodique.* Thèse Heidelberg, 1891.

Schültze. — Sclérose multiple dans la paralysie générale. *Arch. für Psych.,* 1880, p. 216.

Siemerling. — Paralysie générale chez la femme. *Charité Annalen,* 1888, t. XIII.

Sottas. — *Myélites syphilitiques.* Th. Paris, 1894.

Simon. — État de la moelle dans la paralysie générale. *Arch. für Psych.,* 1868.

Straus. — *Des contractures.* Th. d'agrégation, Paris, 1875.

Variot. — Paralysie générale et sclérose en plaques. *Encéph.,* 1881.

Voisin et Hanot. — Atrophie musculaire. *Gaz. méd. de Paris,* n°s 11 et 13, 1874.

Voisin. — *Traité de paralysie générale,* 1879.

Wesphal. — Lésions de la moelle. *Virchow's Arch.,* 1867.

— Sur l'étiologie et les symptômes de la paralysie générale chez la femme. Berlin, *Charité Annalen,* 1893, XVIII, p. 719.

— Paralysie spinale spasmodique. *Neurol. centr.,* 1894.

— *Arch. f. Psch.,* XII, XIV.

— *Arch. f. Psch.,* 1878.

Winkler. — Contractures et lésions en foyer dans la paralysie générale. *Z. f. Psy chiat.,* 1886.

Wiglesworth. — Membranes fibrineuses du canal rachidien. *Brit. med. J.,* 1889.

Zacher. — Contribution à la pathologie et à l'anatomie pathologique de la paralysie générale. *Arch. für Psych.,* XII, XIV, XV.

— Lésions des fibres de l'écorce dans la paralysie générale, *cod. loc.,* XVIII.

— Lésions de la capsule interne dans la paralysie générale, *cod. loc.,* XIX.

— Un cas de paralysie progressive compliquée de sclérose latérale amyotrophique, *Neurol. Centralblatt,* 1886.

TABLE DES MATIÈRES

		Pages
AVANT-PROPOS		5
CHAPITRE Ier.	— Historique	7
CHAPITRE II.	— Symptômes spasmodiques du début de la paralysie générale	11
CHAPITRE III.	— Formes affectant l'aspect de la sclérose en plaques	15
CHAPITRE IV.	— Rigidité spasmodique	24
CHAPITRE V.	— Contractures permanentes	39
CHAPITRE VI.	— Syndrome de la sclérose latérale amyotrophique succédant à la contracture permanente	66
CHAPITRE VII.	— Anatomie pathologique	82
CHAPITRE VIII.	— Forme spasmodique sans sclérose latérale	92
CHAPITRE IX.	— Contractures consécutives aux lésions en foyer	100
CHAPITRE X.	— Étiologie	106
OBSERVATIONS		109
CONCLUSIONS		129
INDEX BIBLIOGRAPHIQUE		133

IMPRIMERIE LEMALE ET Cie, HAVRE

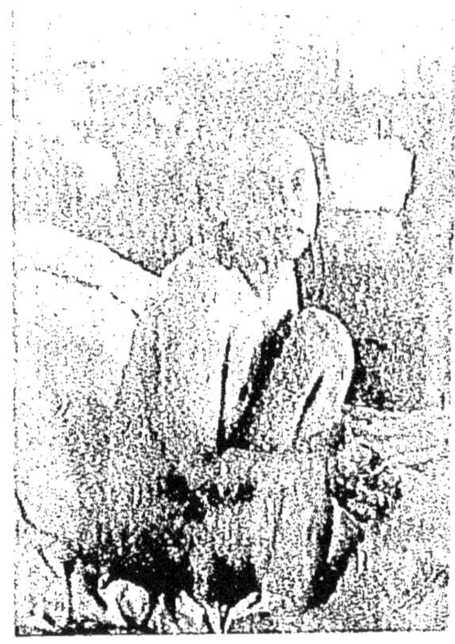

Obs. 15, communiquée par M. Boissier. — Sch..., *Contracture permanente des membres inférieurs.*

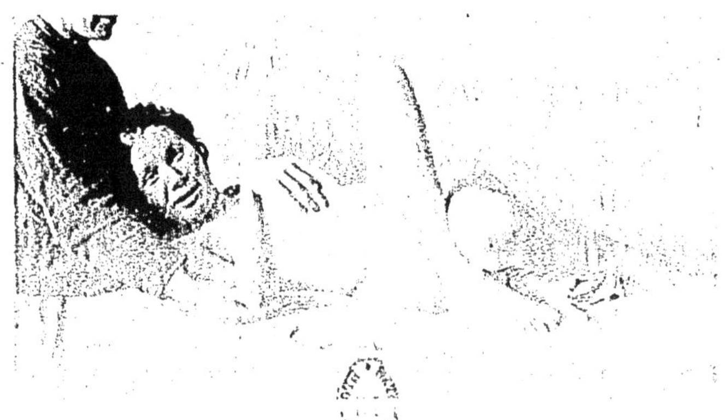

Obs. 14. — Na..., *Contracture permanente des membres inférieurs. Paralysie radiale incomplète. Mouvements choréiformes des membres supérieurs.*

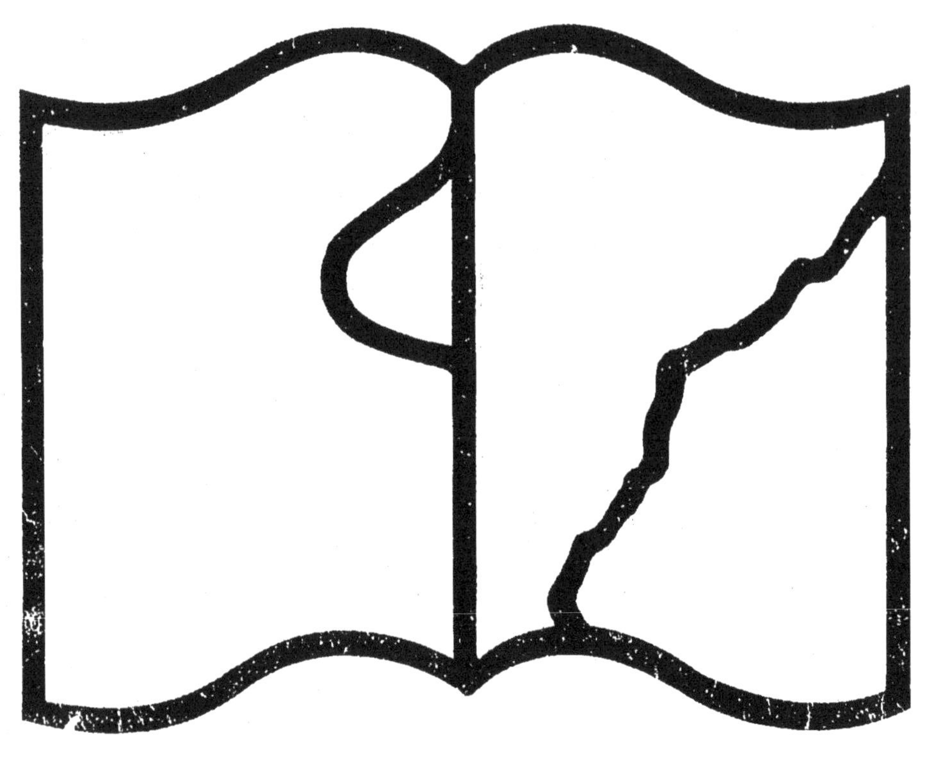

Texte détérioré — reliure défectueuse

NF Z 43-120-11

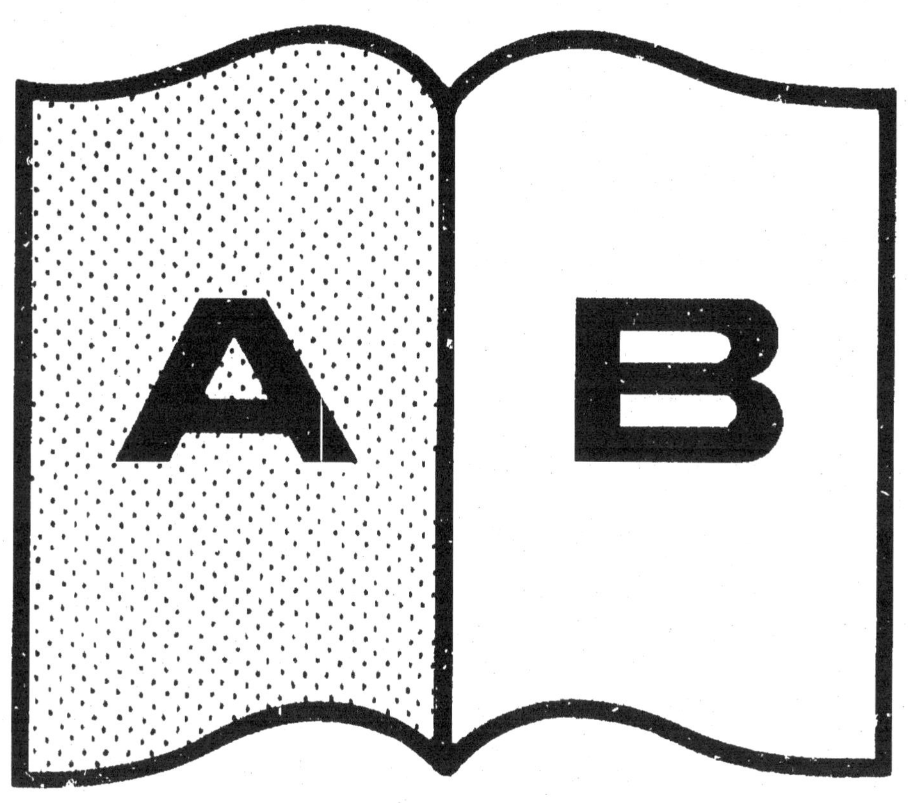

Contraste insuffisant

NF Z 43-120-14

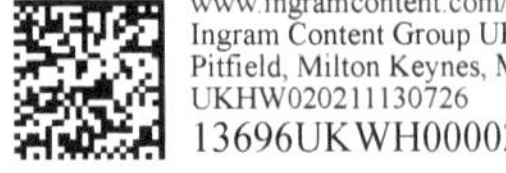
www.ingramcontent.com/pod-product-compliance
Ingram Content Group UK Ltd.
Pitfield, Milton Keynes, MK11 3LW, UK
UKHW020211130726
13696UKWH00002B/847